流行性感冒影像学

主 编 李宏军 陆普选 施裕新

科学出版社

北 京

内 容 简 介

流行性感冒是由流感病毒引起的急性呼吸道传染病，也是一种传染性强、传播速度快的疾病。主编李宏军教授亲自带领团队首次系统地总结了流行性感冒的疾病谱，筛选了经典病例，在临床、影像学诊断的基础上，通过影像学检查与尸检、病理对照研究，揭示影像学特征的病理演变过程和病变机制，旨在为流行性感冒及并发症的诊断、防治及科研提供宝贵、科学和严谨的一手资料。

本书一改单一结构的著作方式，结合国内外专著的结构特点，即综述和病例相结合的方式进行编写，使读者在掌握疾病基本理论的同时，又可学习贴近临床的典型病例知识，以期达到图谱、综述或标题等引导式内容结构都不能达到的复合式内容结构的良好效果。全书分为 2 篇 13 章。第一篇为总论部分，主要阐述流行性感冒的病原学、流行病学，以及影像检查技术等基础理论；第二篇为各论部分，分为流行性感冒、甲型 H1N1 流感、人感染 H5N1 禽流感、人感染 H7N9 禽流感、人感染 H5N6 禽流感和人感染 H10N8 禽流感 6 章，每章包括相关疾病，每种疾病由若干病例组成，每个病例包括完整的病史、实验室检查结果、病理图片、影像资料 (X 线和 CT) 等，每个病例具有临床资料完整、影像图片典型和鉴别诊断详细的特点，最后结合病例特点的讨论部分更起到画龙点睛的作用，为读者在类似影像征象的诊断上拨开迷雾。本书可供影像科及临床科室医师、在校学生使用。

图书在版编目 (CIP) 数据

流行性感冒影像学 / 李宏军，陆普选，施裕新主编 . —北京：科学出版社，2016.1

ISBN 978-7-03-046736-2

Ⅰ . 流… Ⅱ . ①李… ②陆… ③施… Ⅲ . 流行性感冒 - 影像诊断 Ⅳ . R511.704

中国版本图书馆 CIP 数据核字 (2015) 第 303437 号

责任编辑：杨小玲 杨卫华 / 责任校对：包志虹
责任印制：肖 兴 / 封面设计：黄华斌

科 学 出 版 社 出版

北京东黄城根北街 16 号
邮政编码：100717
http://www.sciencep.com

中国科学院印刷厂 印刷
科学出版社发行 各地新华书店经销

*

2016 年 1 月第 一 版 开本：787×1092 1/16
2016 年 1 月第 一 次印刷 印张：10 1/4
字数：168 000

定价：**98.00** 元
(如有印装质量问题，我社负责调换)

《流行性感冒影像学》编委会

名誉主编　李　宁　刘士远

主　　编　李宏军　陆普选　施裕新

副 主 编　刘白鹭　卢洪洲　李　莉　王　璐　王立义

编　　委　（按姓氏汉语拼音排序）

李红池　河南省南阳市卧龙区计划生育指导中心
李宏军　首都医科大学附属北京佑安医院
李宏艳　南阳医学高等专科学校第一附属医院
李晶晶　广东医学院附属深圳市第三人民医院
李雪芹　首都医科大学附属北京佑安医院
林家福　川北医学院附属医院
刘白鹭　哈尔滨医科大学附属第二医院
刘文亚　新疆医科大学第一附属医院
刘映霞　广东医学院附属深圳市第三人民医院
卢洪洲　上海（复旦大学附属）公共卫生临床中心
陆普选　广东医学院附属深圳市第三人民医院
吕圣秀　重庆市公共卫生医疗救治中心
马　威　广东医学院附属深圳市第三人民医院
冉献贵　安徽省阜阳市第二人民医院
任美吉　首都医科大学附属北京佑安医院
施裕新　上海（复旦大学附属）公共卫生临床中心
宋凤祥　上海（复旦大学附属）公共卫生临床中心
孙　礼　黑龙江省牡丹江市第二人民医院
王　红　新疆医科大学第二附属医院
王　俭　新疆医科大学第一附属医院
王　璐　南阳市张仲景国医院
王贵霞　川北医学院附属医院
王国坤　哈尔滨医科大学附属第二医院
王豪朋　广东医学院附属深圳市第三人民医院
王立义　南阳医学高等专科学校第一附属医院
王晓宏　河南大学淮河医院
王梓鹏　哈尔滨医科大学附属第二医院
杨桂林　广东医学院附属深圳市第三人民医院

杨旭华　黑龙江省牡丹江市康安医院

　　　　（原黑龙江省牡丹江市传染病医院）

杨豫新　新疆维吾尔自治区第六人民医院

余卫业　广东医学院附属深圳市第三人民医院

袁　虹　广东医学院附属深圳市第三人民医院

袁　静　广东医学院附属深圳市第三人民医院

翟绍华　川北医学院附属医院

曾　跃　川北医学院附属医院

曾　政　广东医学院附属深圳市第三人民医院

曾庆思　广州医科大学第一附属医院

张　娜　成都市公共卫生临床医疗中心

张黎红　河南省邓州市人民医院

张倩倩　广东医学院附属深圳市第三人民医院

张笑春　第三军医大学第一附属医院（西南医院）

张志俊　新疆维吾尔自治区第六人民医院

张志勇　上海（复旦大学附属）公共卫生临床中心

赵大伟　首都医科大学附属北京佑安医院

赵清霞　郑州市第六人民医院

周伯平　广东医学院附属深圳市第三人民医院

朱建兵　苏州市第五人民医院

诸欣平　首都医科大学

学术顾问　（按姓氏汉语拼音排序）

陈　敏　程敬亮　冯晓源　郭佑民　韩　萍　贾文霄

姜卫剑　金征宇　李坤成　梁长虹　卢光明　申宝忠

宋　彬　滕皋军　王培军　王振常　徐　克　于春水

袁慧书　曾蒙苏　张　辉　周纯武

主 编 简 介

李宏军　男，49岁，医学博士、主任医师、教授、研究生导师（首都医科大学，兼职武汉大学），海外（英国）归国引进人才，享受国务院政府特殊津贴专家，突出贡献专家。

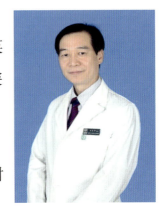

研究方向： 感染与传染病影像学。

现任职务： 首都医科大学附属北京佑安医院放射科主任；首都医科大学医学影像与核医学系副主任；*Radiology of Infectious Diseases* 主编。

社会兼职： 中华医学科技奖专家评审委员会委员；国家留学基金委资助项目专家评审委员会委员；北京市自然科学基金委评审委员会委员；中华医学会放射学分会感染影像学专业委员会主任委员；中国艾滋病性病防治协会关怀与治疗工作委员会感染影像学分会主任委员；中国医院管理协会传染病管理分会传染病影像管理学组组长；中华医学会放射学分会腹部专业学组委员；中华医学会北京市放射医学会常务委员；韩国放射学会委员。*Chinese Medical Journal* （CMJ）等14家杂志编委。

临床工作： 擅长肝脏疾病、感染性疾病、传染病（如艾滋病相关疾病）的影像学诊断和鉴别诊断；熟练掌握基于临床分期、病理分期的无创多模态影像学生物标记对HBV相关肝细胞肝癌、艾滋病等传染病的影像学分级定位、定量、定性诊断。

科学研究： 主持和参与完成8项国家、省部级科研项目及国际合作项目，累计资助科研经费1000万元；发表文章116篇，其中SCI论文45篇（IF：1.016~9.416）；先后27次获得国家自然科学基金、北京市自然科学基金、扬帆计划、国际出版基金及卫生部等科研基金资助；主编完成研究著作 19 部，其中 6 部专著被国际著名出版社 Springer 全球发行英文版，2 部专著被卫生部、人民卫生出版社、卫生部教材办公室作为国家蓝本著作出版发行；获得中华医学科技奖二等奖等省部级奖 7 项（第一完成人）；申报国家专利及知识产权 16 项（第一完成人或拥有人）。

主 编 简 介

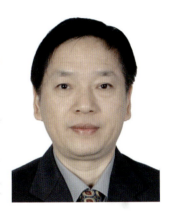

陆普选 研究生导师，医学影像学二级教授。

现任职务：广东医学院附属深圳三院、深圳市第三人民医院放射科主任。

社会兼职：中华医学会放射学分会传染病放射学专业委员会副主任委员；中国性病艾滋病防治协会艾滋病影像学分会副主任委员；广东省健康管理学会放射学专业委员会副主任委员；深圳市介入放射学专业委员会副主任委员；深圳市医学会罕少疾病专业委员会会副主任委员；深圳市重大疾病救治专家组专家；并担任 *Radiology of infectious diseases* 杂志编委，《中国CT 和 MR 杂志》常务编委，《中国防痨杂志》《中国医刊杂志》编委。

临床工作：国内外知名和业内公认的临床影像学专业技术专家，尤其在新发传染病与感染病的临床影像诊断领域造诣颇深。作为深圳市重大疾病救治专家和深圳市 SARS、甲型 H1N1、H5N1、H7N9 人禽流感及耐多药结核等新发、再发、重大传染病救治专家组唯一临床影像学专家及抗击 SARS 的功臣、H1N1 及人禽流感诊治的探索者和艾滋病临床研究者，为各种新发传染病的临床影像诊断、鉴别诊断、疗效评价及预后的判断，以及为减少 SARS 与人禽流感等新发传染病对全国的社会和经济影响等做出了重大贡献，为此也受到国家及省市主要领导的肯定、赞许和亲自接见。

科学研究：在国内外发表新发传染病、结核、肝病及艾滋病相关研究论文100 余篇，其中SCI论文30 余篇。主编或合作主编出版《传染性非典型肺炎》《人禽流感》、《新发传染病临床影像诊断》及《艾滋病胸部临床影像诊断》等专著 6 部, 其中《新发传染病临床影像诊断》入选国家出版总署的《经典中国国际出版工程》, 主编的 *Diagnostic Imaging of Emerging Infectious Diseases* 一书于 2015 年 11 月 27 日在世界著名出版社 Springer 出版发行。曾获中华医学会、中华预防医学会、广东省及深圳市科技进步奖 10 项, 荣立广东省委省政府二等功 1 项和深圳市委市政府二等功 1 项, 并获深圳市十佳医务工作者称号、深圳市十佳医技工作者称号。

主 编 简 介

施裕新　主任医师，博士研究生导师，二级教授。1986 年毕业于南通医学院临床医学专业；1995 年毕业于原上海医科大学附属中山医院影像医学与核医学专业，并获博士学位。

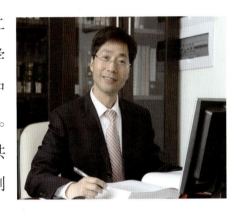

现任职务：上海市（复旦大学附属）公共卫生临床中心、复旦大学附属中山医院南院副院长，上海新发与再现传染病研究所副所长。

主要兼职：中华医学会放射学分会心胸专业委员会委员；中华医学会放射学分会传染病专业委员会副主任委员；中国医院协会传染病管理分会影像质控组副组长；中国性病艾滋病协会影像分会副主任委员；上海市医学会放射学分会委员。

研究方向：主要从事传染性疾病影像学研究，尤其是艾滋病机遇性感染和新发传染病的影像诊断研究。

科学研究：主持和参加国家自然科学基金，美国 NIH、上海市、江苏省等各级研究项目 10 余项，获得省部级科技奖 7 项。发表 SCI 及国家核心期刊论文 110 余篇，主编专著 3 部，参编专著、译著和各级各类教材 14 部；培养博士、硕士研究生 10 余名；担任中华医学奖评审专家，《中华放射学杂志》特邀审稿专家，《上海医学影像》《南通大学学报》等杂志编委。

序

　　流行性感冒（简称流感）是由流感病毒引起的急性呼吸道传染病。其特点是起病急、传染快、流行广、易引起区域流行或大流行。其中甲型流感常引起暴发流行，甚至是世界大流行，2~3 年发生 1 次小流行。2009 年 3 月，墨西哥暴发"人感染猪流感"疫情，并迅速在全球范围内蔓延，WHO 后将其更名为"甲型 H1N1 流感"。1997年 5 月香港暴发 H5N1 禽流感，这是禽流感首次 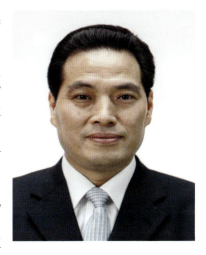 感染人并致死的案例，引起了全世界的震惊和关注。2013 年 4 月在中国华东地区首次发现人感染 H7N9 禽流感病例，H7N9 禽流感病毒致死性强、死亡率高，当年的死亡率为 32.6%。继之，又先后出现 H5N6、H10N8 禽流感病毒感染的病例。流感的暴发与流行不仅影响患者的健康和生活质量，而且消耗大量医疗资源，导致社会经济发展的巨大损失。

　　并发症是流感患者死亡的主要原因。因此，对并发症的早期诊断和鉴别诊断成为决定流感患者生存率和生存质量的关键因素，而影像检查技术是并发症诊断和鉴别诊断的重要环节。针对上述情况，主编李宏军教授协同全国几十所医院的医学影像科教授，整合多中心资源，系统全面地归纳总结流行性感冒的患者资料，共同编写了《流行性感冒影像学》一书。该书以病例为切入点，针对每种疾病的病因、病理、临床表现、影像表现、鉴别诊断进行描述，最后结合作者的体会作出评述。旨在全面、系统地阐述流感相关并发症的影像改变，为影像科及临床科室医师提供指导和参考。

　　全书涵盖 2 篇 13 章，约 20 万字，300 余幅图片，内容层次分明，查阅方便；展示了流行性感冒影像学的主要影像学特征，为流行性感冒的诊断和疗效评估提供了很好的参考。

中华医学会放射学分会副主任委员

2015 年 10 月 22 日

前　　言

流行性感冒影像学研究的是基于流行性感冒及其亚型病毒导致机体所发生的相关性疾病，并以临床分期与病理为基础的影像学特征和演变规律的科学。

流行性感冒虽然是一种普通的全球性、传播性常见疾病，但具有四季反复、发生率高、累及面广、危害性大的特点，应该引起学术界的高度重视。设立专项研究课题对其进行系统研究，揭示影像学表现的特征性及临床应用价值，丰富和发展了医学影像学的理论内涵，对指导临床实践、积累经验、提高对流感肺炎的诊断水平具有重要作用。以往人感染的 A 型流感病毒为 H1N1、H1N2、H3N2。亚型禽流感已经显示跨越物种屏障而感染人类的特点。2013 年 2 月 19 日中国上海报道第一例感染 H7N9 亚型病毒的病例。2013 年 5 月 9 日世界卫生组织（WHO）报道了 131 例实验室确诊病例，其中 32 人死亡。截至 2013 年 6 月 30 日，共确诊 134 例，其中 43 例死亡。随后相继在中国不同地区又有新发 H7N9 禽流感散发病例。流感病毒感染人类的临床表现从无症状感染到轻微的上呼吸道疾病、严重的肺炎和多器官功能衰竭。由于影像学是病理的表现，病理是影像学的基础，因此，影像学技术在诊疗过程中扮演着对疾病进展监测、无创诊断、疗效评估及随访等重要角色。随着社会经济的快速发展及人们生产生活方式的改变，流感的防控不再是一个国家、一个地区的事情，学科建设应该做好全球化战略的顶层设计；只有全球一盘棋才能有效防控，保障人类生命健康和国家安全。鉴于此，我们针对不同类型病毒性流感影像学理论体系进行了系列归纳总结，对更好地认识和理解流感的发生、发展及演变规律，制订正确的研究方案和治疗计划均具有重要现实意义。另外，采用叙述加病例引导式的写作方法，易于理解，贴近临床，方便读者查阅。

本书特点是针对系列不同类型流感的流行病学、临床症状、病理机制、实验室检查、影像学表现进行系统总结，内容丰富、资料完整、图文并茂、病例典型，以满足科研、临床及教学需要。

本书的材料收集得到全国多家医院的大力协助与支持，没有他们的支持就没有这本著作出版，在此对协作单位的无私奉献、高度的社会责任感及真诚的合作态度表示最真诚的谢意！

本书的编写得到首都医科大学附属北京佑安医院李宁院长和我的工作团队的大力

支持与帮助，在此表示衷心的感谢！

本书得到科学出版社的特约组稿并通过审题立项。科学出版社不惜投入重金，以尊重知识、尊重人才、治学严谨的风格，以及高度的社会责任感和使命感出版本书，对给予本书高度重视的科学出版社领导和付出辛苦的责任编辑表示衷心的感谢！

希望本书的出版能够起到抛砖引玉的作用，也恳切希望能够得到同道们的理解与帮助，以共勉。学科发展的过程也是人们逐步认识、完善的过程，书中不足之处在所难免，敬请同道不吝赐教，期待日臻完善。

本书的编写得到北京市医院管理局临床医学发展专项经费（项目号：ZYLX201511）的资助。

2015 年 10 月 18 日

目 录

第一篇 流行性感冒基础理论

第二篇 流行性感冒临床各论

第一篇
流行性感冒基础理论

第一章 流行性感冒概述

一、定义

流行性感冒（influenza）简称流感，是流感病毒引起的一种急性呼吸道感染，也是一种传染性强、传播速度快的疾病。

流行性感冒影像学研究的是基于流行性感冒及其亚型病毒导致机体所发生的相关性疾病，并以临床分期与病理为基础的影像学特征和演变规律的科学。

二、主要临床表现

流感病毒感染后，典型的临床症状是急起高热、全身疼痛、显著乏力和轻度呼吸道症状。急起高热是流感最典型的症状，也是流感的首发症状。患者会出现持续3～5天的高热，体温可高达39～40℃。流感高发期为秋冬季节，可以加重许多潜在疾病（如心肺疾患），同时可引起肺炎、支气管炎、鼻炎、咽炎、中耳炎，甚至脑膜炎或脑炎等，故其病死率较高。

三、诊断和鉴别诊断

流感的临床表现十分不典型，极易和普通感冒或急性呼吸道感染相混淆，因此流感需要综合流行病史、临床症状，以及病原学检查来诊断。流感与感冒的鉴别诊断要点见表1-1。

表1-1 流感与感冒的鉴别诊断要点

鉴别诊断要点	流感	感冒
传染性	丙类传染病	非传染病
季节性	有明显季节性（中国北方为11月至次年3月）	季节性不明显
发热程度	多高热（39～40℃），可伴有寒战	不发热或轻、中度热，无寒战
发热持续时间	3～5天	1～2天
全身症状	头痛、全身肌肉酸痛、乏力	少或没有

续表

鉴别诊断要点	流感	感冒
并发症	可出现中耳炎、肺炎，甚至脑膜炎或脑炎	罕见
病程	5～10 天	1～3 天
病死率	较高，死亡多由于流感引起原发病（肺病、心脑血管病）急性加剧	较低

四、治 疗 要 点

（一）一般对症治疗

适当隔离，卧床休息，多喝开水，对房间进行通风和消毒，适宜营养，补充维生素，进食后以温开水或温盐水漱口，保持口鼻清洁，全身症状明显时予抗感染治疗。

（二）抗病毒治疗

早期应用抗病毒治疗。

（三）抗生素的使用

普通感冒一般是由病毒引起的，当感冒症状严重或并发其他症状时，应及时就诊，在明确有细菌感染或并发症时，在医生的指导下选择抗生素。

第二章　流行性感冒病原学

　　人流感病毒为有包膜的单链 RNA 病毒，属正黏液病毒科，分为甲、乙、丙三型，呈球形或丝状，直径 80～120nm。三型病毒具有相似的生化和生物学特征。病毒包膜分 3 层：①内层为病毒核衣壳，含核蛋白（NP）、P 蛋白和 RNA。NP 是可溶性抗原（S 抗原），具有型特异性，抗原性稳定。P 蛋白（P1、P2、P3）可能是 RNA 转录和复制所需的多聚酶。②中层为病毒囊膜，由一层类脂体和一层膜蛋白（MP）构成，MP 抗原性稳定，也具有型特异性。③外层为两种不同糖蛋白构成的辐射状突起，即血凝素（hemagglutinin，H 或 HA）和神经氨酸酶（neuraminidase，N 或 NA），二者均具有抗原性和亚型特异性。H 是病毒吸附于敏感细胞表面的工具，并能引起红细胞凝集；N 是病毒复制完成后脱离细胞表面的工具，并能水解细胞表面受体特异性糖蛋白末端的 N- 乙酰神经氨酸和黏液蛋白。病毒基因组与其表面的 NP 共同组成了核糖核蛋白复合体（ribonucleoprotein，RNP）。

　　流感病毒根据 NP 抗原性分为甲（A）、乙（B）、丙（C）三型。根据 H 和 N 抗原不同，同型病毒又分为若干亚型。流感病毒的抗原性变异是指 H 和 N 抗原结构的改变，主要是 H。在亚型内部经常发生小变异（量变），称为抗原漂移（antiganicdrift）。因大的抗原变异而出现新亚型（质变）称抗原转变（antiganicshift），其为 H 和（或）N 都发生了大的变异，由此而产生新的亚型，可引起世界性大流行。变异的病毒株称为变种。20 世纪发生的 4 次世界大流行，均由甲型流感病毒引起。一般新旧亚型之间有明显的交替现象，在新的亚型出现并流行到一个地区后，旧的亚型就不再被分离到。另外，每个亚型中都产生过一些变种。甲型流感可分为 16 个 H 亚型（H1～H16）和 9 个 N 亚型（N1～N9）。人类流感主要与 H1、H2、H3 和 N1、N2 亚型有关。乙型流感病毒间同样有大变异与小变异，但未划分成亚型转变。丙型流感病毒尚未发现抗原变异。

　　流感病毒不耐热，100℃ 1 分钟或 56℃ 30 分钟即灭活，对紫外线及常用消毒剂（1% 甲醛、过氧乙酸、含氯消毒剂等）敏感，耐低温和干燥，真空干燥或 -20℃ 以下仍可存活。分离病毒常用鸡胚培养。

　　人和动物的甲型流感病毒有部分共同抗原成分，但彼此不发生交叉感染。一般需经过中间动物宿主的感染，发生抗原转换，再感染人类。但近年来已证实某些型禽流感病毒可通过抗原变异直接感染人类。

第三章　流行性感冒流行病学

一、传　染　源

流感患者及隐性感染者为主要传染源。发病后 1～7 天有传染性，病初 2～3 天传染性最强。猪、牛、马等禽类动物可能传播流感。

二、传　播　途　径

以通过感染者咳嗽和打喷嚏等方式产生的空气飞沫传播为主，流感病毒在空气中大约存活半小时，正常人也可通过接触带有流感病毒的物体，然后再接触自己的口鼻而导致感染。

三、易　感　人　群

人群普遍易感，病后有一定的免疫力。三型流感之间、甲型流感不同亚型之间无交叉免疫，可反复发病。

四、流　行　特　征

突然发生，迅速蔓延，2～3 周达高峰，发病率高，流行期短，为 6～8 周，常沿交通线传播。一般规律为先城市后农村，先集体单位后分散居民。四季均可发生，以冬春季为主。南方地区在夏秋季也可见到流感流行。甲型流感 2～3 年发生一次小流行，一般 10～15 年发生一次大流行；乙型流感呈暴发或小流行；丙型流感以散发为主。

第四章 流行性感冒发病机制

流感病毒可感染呼吸道的各类细胞，并在其内复制，病毒复制引起细胞损伤及死亡是其致病的主要机制。流感病毒一旦进入和定植于呼吸道上皮，经胞饮作用，黏附和穿入呼吸道上皮细胞，并在细胞内进行复制，持续4～6小时，新的病毒颗粒从细胞膜上芽生，借助神经氨酸酶的作用而释放，再感染邻近的上皮细胞，短期内致大量呼吸道上皮细胞受染。受染细胞发生坏死、脱落及局部炎症反应，同时引起全身中毒反应如急起高热、全身疼痛、白细胞减少等。受染细胞产生过量的干扰素可能与全身症状有关，但不发生病毒血症。

单纯流感的病理改变主要表现为呼吸道中上部损害，气管受累明显，纤毛上皮细胞变性、坏死和脱落，胞质内可见包涵体，黏膜充血水肿及单核细胞浸润，但基底细胞层无损害。起病4～5天后基底层细胞开始增生，形成未分化的上皮细胞，两周后纤毛上皮细胞形成而恢复。流感病毒性肺炎的病理特征为肺内广泛出血、呈暗红色伴水肿；气管、支气管内有血性分泌物；黏膜充血；气管、支气管的纤毛上皮细胞坏死、脱落；黏膜下层灶性出血、水肿和轻度炎细胞浸润；肺泡中纤维蛋白原渗出，内含中性粒细胞和单核细胞。

第五章　流行性感冒相关疾病

（一）肺炎

肺炎是流感最常见的并发症，主要是由于流感病毒或继发的细菌感染引起的终末气道、肺泡和肺间质的炎症。临床主要症状为发热、咳嗽、咳痰、痰中带血，可伴胸痛或呼吸困难等。

（二）支气管炎

支气管炎是流感病毒或细菌等病原体感染所致的支气管黏膜炎症。是婴幼儿常见病和多发病，往往继发于上呼吸道感染之后，也常为肺炎的早期表现。临床以咳嗽伴（或不伴）有支气管分泌物增多为特征。

（三）鼻炎

鼻炎即鼻腔炎性疾病，是病毒、细菌、变应原、各种理化因子及某些全身性疾病引起的鼻腔黏膜炎症。鼻炎的主要病理改变是鼻腔黏膜充血、肿胀、渗出、增生、萎缩或坏死等。

（四）咽炎

咽炎可分为急性咽炎和慢性咽炎。急性咽炎为咽部黏膜及黏膜下组织的急性炎症。常累及咽淋巴组织。炎症早期可局限，随病情进展常可涉及整个咽腔，以秋冬及冬春之交较常见。

（五）中耳炎

中耳炎是累及中耳（包括咽鼓管、鼓室、鼓窦及乳突气房）全部或部分结构的炎性病变，好发于儿童。可分为非化脓性及化脓性两大类。非化脓性包括分泌性中耳炎、气压损伤性中耳炎等，化脓性有急性和慢性之分。

（六）脑炎

脑炎是指脑实质受病原体侵袭导致的炎性病变。绝大数的病因由病毒所致，也可由细菌、霉菌、螺旋体、立克次氏体、寄生虫等感染引起，有的可能是变态反应性疾病，如急性播散性脑脊髓炎。通常所说的脑炎多指病毒性脑炎和属于急性播散脑脊髓炎的感染后脑脊髓炎。

（七）脑病 - 肝脂肪变综合征

脑病 - 肝脂肪变综合征又名 Reye 综合征，系感染甲型和乙型流感病毒的患者肝、神经系统所发生的并发症，其发病机制不清，可能与服用阿司匹林有关。

参 考 文 献

白人驹，张雪林 . 2010. 医学影像诊断学 . 第 3 版 . 北京：人民卫生出版社

雷秉钧 . 2003. 流行性感冒 . 见：彭文伟主编 . 传染病学 . 第 6 版 . 北京：人民卫生出版社

赵英仁 . 2011. 流行性感冒 . 见：李兰娟主编 . 传染病学 . 第 2 版 . 北京：高等教育出版社

第六章 影像检查技术

第一节 X线

一、X线成像基本原理

X线之所以能使人体在荧屏或胶片上形成影像，一方面是基于X线的特性，即穿透性、荧光效应和摄影效应；另一方面是基于人体组织有密度和厚度的差别。由于这种差别，当X线透过人体各种不同组织结构时，其被吸收的程度不同，所以到达荧屏或胶片上的X线量便有差异。这样，在荧屏或X线上就形成黑白对比不同的影像。

二、X线在流行性感冒中的应用

X线主要应用于呼吸系统异常的检查，包括气管、支气管、肺、胸膜、纵隔及膈的异常。具体观察、分析病灶时，应注意：①病变的部位与数目。②病变的形态与大小：病变为大片状多为感染性或阻塞性肺不张；斑片状多为感染性病变；条索状或网状多为间质改变。③病变的密度与边缘：增殖性病变密度高于渗出性病变。④病变对邻近结构的影响。因此，熟悉和掌握病变X线的基本表现非常重要，因为它们是呼吸系统疾病诊断和鉴别诊断的基础。

三、X线检查的优缺点

X线检查操作简单、检查费用低，对于危重患者可用床旁摄片，移动方便，检查剂量低，适用于随访观察病变变化。由于前后或左右结构互相重叠，一些部位的小病灶尚可能漏诊；同时，X线的密度分辨率也较低。

第二节　CT

一、CT 基本原理

CT 即计算机断层显像，是指 X 线球管发射出来的 X 线经过准直器调准、集中、缩小为扇形线束射入人体，经过人体的 X 线又经过另一个准直器调准、集中后被检测器检测接收到。由检测器接收到的经过人体不同组织衰减后的 X 线信号，经过光电倍增管的光/电转换和放大后进行 A/D 转换，变成数字信号，再把数字信号送计算机处理，重建一幅幅横向断层的扫描图像。现阶段常用的 CT 机已从过去的单层发展到螺旋、单排发展到多排、单源发展到双源、单能发展到双能等。

目前 CT 已广泛应用于临床检查，与 X 线成像相比其在病变准确定性、定位上有着极大的优势，其中胸部检查是螺旋 CT 的优势之一，整个肺即可用 1mm 层厚在一个屏气周期内完成扫描，肺部的支气管分支也可用 MSCT 扫描很好地显示出来。伴随着 CT 机的不断更新，其成像技术已从单一断层显像发展到高质量的多平面重建（MPR）和各种重建功能如表面遮藏显示（SSD）、最大/小密度投影（MP）、容积再现（VR）、CT 仿真内镜（CTE）、CT 血管成像（CTA）。例如，利用 CT 虚拟内镜技术，可以清晰地显示亚段支气管，仿真支气管镜的诊断效果可与纤维内镜相媲美。其重建算法也从二维反投影重建法发展到 3D 锥形束反投影重建法，加之后处理技术的不断提高，CT 已经向着高图像质量、薄层厚、低剂量、低噪声、高速度方向不断发展。

二、CT 在流行性感冒中的应用

就流行性感冒及其并发症诊断和疗效评价而言，CT 尤其适于病变迁延不愈或症状不典型者，在 CT 胸部影像上可表现为：

（1）渗出性病变：主要表现为肺实变及磨玻璃样阴影，呈小片状、大片状、肺段性、大叶性或弥漫性分布，肺实变可见"支气管充气征"，病理基础为肺泡腔的大部分或全部气体被病理性液体及细胞成分替代，其边缘模糊；磨玻璃样阴影的病理基础为肺泡腔的部分气体被病理组织替代，还保留较多的气体成分，主要见于肺泡充实性病变的早期或吸收阶段。

（2）增殖性病变：表现为结节、肿块或大片状，边界清。可为肉芽肿、炎性假瘤和慢性炎症。

（3）纤维化病变：从增殖性病变发展而来，多见于肺实质破坏后的机体修复过程，以条索影多见。较大的纤维灶表现为斑片影、肿块、肺段及肺叶的阴影，形态不规则，周围肺组织可见局限性肺气肿。严重者可引起患侧胸廓塌陷，纵隔移向患侧，弥漫性纤维化表现为间质性病变。

（4）胸腔积液：主要由于合并肺水肿或肺炎累及胸膜产生，CT 显示病变多为后胸壁内缘弧形窄带状、新月形液体样密度影，密度均匀，边缘整齐。

（5）气胸、纵隔气肿：由患有呼吸系统基础疾病的患者感染流感，引起气喘，导致肺内压增高所致。CT 表现为肺外侧带状无肺纹理的高度透亮区，内可见弧形的脏层胸膜呈细线状软组织密度影，与胸膜平行。

（6）纵隔及腋窝淋巴结肿大：为炎性反应性肿大，一般无坏死或融合。CT 表现为间隙内稍高密度影，边界清楚。

（7）塑型支气管炎：极少见，确诊依靠支气管镜检查，吸出树枝样支气管管型，病理为纤维素性渗出或伴有坏死。CT 检查气道重建可见腔内密度增高影。

（8）肺栓塞：极少见。

三、CT 检查的优缺点

1. 优点　适于检出微小病变。采用薄层扫描方式，并加多平面重建或三维重建，可清晰地显示各器官的微小结构。由于可以薄层扫描和重叠重建，所以可有效减少部分容积效应，对微小病变的检出与定性价值较大。

2. 缺点　辐射剂量大，对于流行性感冒初发患者不适于作为首选检查，也不适用于普通患者治疗效果的随访观察。

第三节　MRI

一、MRI 基本原理

氢质子在人体中含量丰富。氢质子围绕其中心轴旋转，称为自旋（spin），其周围产生磁场，具有南北方向和强度，称为磁矩。由于人体内的氢质子排列杂乱无章，其磁矩相互作用后互相抵消，因此人们正常情况下是不具磁性的。如果将氢原子置于外加磁场内（人体进入 MRI 仪内），质子就会沿外加磁场方向重新排列，并在保持自旋的同时还顺着外加磁场的中轴旋转，这种运动称为进动。当保持进动的氢质子受到 1 个与其进动频率相同的能量激励（excite）时，就产生共振（一般情况下用射频脉冲作为激励能量的提供者），在射频脉冲的作用下，一些质子吸收能量，产生相位变化，跃迁到高能状态，使其在磁场内失去平衡，当射频脉冲停止后，处于高能状态的质子的相位及能级恢复到原来的状态，称为弛豫（relaxation），这段时间称为弛豫时间。在这个过程中，高能状态的质子将能量放出，产生信号，这个信号由一个围绕在人体四周的接受线圈探测，通过计算机处理，形成图像。

二、MRI 在流行性感冒中的应用

主要用于流感中枢系统并发症的检出，其主要并发症有流感相关脑病、无菌性脑膜炎、脑炎及急性坏死性脑病、继发性颅内真菌性感染。

（1）流感相关性脑病：显示大脑半球白质深部、基底节（包括丘脑及脑干被盖部）有双侧对称性异常表现。

（2）无菌性脑膜炎：MRI 平扫常无异常发现，MRI 增强偶尔可见脑膜强化，大脑及小脑均可有强化，无特异性。

（3）脑炎、脑膜脑炎：少见，CT 上病变常呈低密度，MRI 检查 T_1 低信号、T_2 高信号，增强可轻度强化或无强化。

（4）急性坏死性脑病：多灶性、对称性脑损害。CT 上病灶呈低密度影；MRI 检查 T_1 上呈低信号、T_2 上呈高信号、FLAIR 上呈高信号；DWI 表现为双侧丘脑中心低信号、周边高信号，ADC 上呈中央稍高信号、周边略低信号环绕。

（5）继发性颅内真菌性感染：影像表现同一般真菌感染，真菌性脑膜炎 MRI 增强可见脑膜明显强化，真菌性肉芽肿 MRI 呈类圆形 T_1 低信号、T_2 高信号，增强扫描边缘强化。

MRI 在呼吸系统的应用：由于 MRI 对液体的成像效果好，因此对于显示肺泡的渗出性病变很有帮助。并且可以检出少量胸腔积液，有时还能对积液的性质进行鉴别。

三、MRI 的优缺点

MRI 在中枢神经系统方面有绝对优势，能实现多参数成像、三维成像及功能成像，因此为首选；CT 检查适用于无法配合完成 MRI 检查的患者。缺点是在胸部的临床应用方面相对较少。

第四节 超声检查

一、超声检查的原理

超声检查是指使用具有明确指向性的束状传播特性的超声波，通过压电换能装置，利用人体不同组织界面声阻抗的差异，以实现其成像的检查方式。根据其成像方式不同，可分为 A、M、二维、组织、弹性、三维成像等。针对流行性感冒，主要用于其并发症胸腔积液的定量及随访观察。相较 X 线、CT 而言，超声较其他影像检查手段有着无辐射、可重复性、高灵敏、易于床旁、任意成像的优点。

二、超声检查在流行性感冒中的应用

超声检查在流行性感冒诊断中，主要用于胸腔积液的诊断。其具有灵敏度高、特异性强、定位准确等特点，能客观地估计胸腔积液深度、积液量，并协助穿刺定位，CDFI 可避开重要血管、肺泡组织，特别是对多房包裹性积液穿刺抽液有着其他辅助检查无法比拟的优势。同时可以较容易地进行胸腔积液、胸膜增厚及液气胸的鉴别。可以说超声是胸腔积液检查的金标准。

第五节 PET/CT

一、PET/CT 的基本原理

PET 主要通过示踪剂来选择性地反映组织器官的代谢及生理、病理、生化等变化，但是 PET 图像解剖结构不清楚是其一大缺点；而 CT 可通过 X 线对 PET 图像进行衰减校正，不仅大大减少了数据采集的时间，提高了图像分辨率，同时还可利用 CT 图像对 PET 图像病变部位进行解剖定位和鉴别诊断。PET/CT 从根本上解决了核医学图像解剖结构不清楚的缺陷，同时又采用 CT 采集获得的衰减系数对核医学图像进行全能量衰减校正，使核医学图像真正达到定量的目的，并且提高了诊断的准确性，实现了功能图像和解剖图像信息的互补。

二、PET/CT 在流行性感冒中的应用

应用较少，主要适用于病情迁延不愈或临床怀疑恶性病变的患者，以及炎症与肿瘤鉴别困难的情况。

第六节　纤维支气管镜

纤维支气管镜（简称纤支镜）适用于肺叶、段及亚段支气管病变的观察，同时配合活检采样进行细菌学、细胞学检查，帮助发现支气管内早期病变并明确其性质。相较其他几种影像诊断方法，纤支镜不仅可用于病变诊断，还可用于病变的治疗。

第七章 实验室诊断技术及方法

第一节 实验室诊断

流感病毒实验室诊断技术大致分为 4 个方面，即病毒分离培养、血清学诊断、免疫学诊断及分子生物学诊断。

一、病毒分离培养

病毒分离培养是流感诊断最常用和最可靠的方法之一。标本通常为鼻咽拭子、含漱液等。目前，常用鸡胚和犬肾细胞（MDCK 细胞）进行流感病毒分离培养。

（一）鸡胚培养法

鸡胚培养法为常用的病毒培养法之一，可用于进行多种病毒的分离、培养，毒力的滴定，中和试验及抗原和疫苗的制备等。呼吸道病毒如正黏病毒、副黏病毒、痘类病毒等对此方法很敏感，可用于从患者标本中分离上述病毒。流感病毒常用的是鸡胚尿囊腔及羊膜腔双腔接种法。

一般用 9～11 日龄的鸡胚通过羊膜腔或尿囊腔接种分离病毒，接种后 24～96 小时收集鸡胚尿囊液，24 小时内将死亡的鸡胚弃掉，用鸡的红细胞检测尿囊液或细胞培养液的血凝活性来证实病毒的增殖和存在。如初次分离不到病毒，可盲传 2 代再进行检测。

（二）MDCK 细胞培养法

近年来，随着分子生物学技术的发展，发现通过鸡胚所分离到的流感病毒，其抗原性与原始标本有所不同，而通过 MDCK 细胞分离出来的流感病毒，其抗原性与原始标本相似。由于 MDCK 细胞对 "O" 相毒株的敏感性比鸡胚高很多，故 MDCK 细胞已成为流感病毒分离不可缺少的一种宿主系统，现已得到较为广泛的应用。

二、血清学诊断

血清学诊断主要是检测血清中的抗体水平。

流感病毒的血清学检测原理是采集急性期（发病 3 天以内）和恢复期（发病 2～4 周后）双份血清，通过血凝抑制试验、补体结合试验、微量中和试验检测抗体滴度，若恢复期抗体滴度比急性期上升 4 倍或以上，便可诊断为流感，单一血清一般不能用作诊断。

由于血清学检测周期长、操作复杂，在流感中常作为回顾性诊断研究，在流感的流行病学中可发挥检测流感病毒流行趋势的作用，而对流感的早期诊断没有太大帮助。

三、免疫学诊断

（一）免疫荧光法

免疫荧光法的基本原理是标记荧光素抗体和相应的抗原形成免疫复合物，这种复合物由于荧光素的参与，借助荧光显微镜能够观察到细胞内病毒抗原及其存在的位置，从而检测出相应的病毒抗原。

免疫荧光法主要包括直接荧光抗体（direct fluorescent antibody，DFA）试验和间接荧光抗体（indirect fluorescent antibody，IFA）试验。

1. 直接免疫荧光试验　　DFA 检测法针对流感病毒抗原，采用单克隆抗体，显微镜下观察呼吸道上皮细胞中是否存在病毒抗原。此法特异性较好，但敏感性稍差。

2. 间接免疫荧光试验　　IFA 检测法以荧光素标记球蛋白抗体，抗体与相应抗原结合后，荧光标记的球蛋白抗体与已结合的抗体发生作用，从而推知抗原或抗体的存在。间接免疫荧光技术可以用已知的抗原检测未知的抗体，也可用已知的抗体检测未知抗原。该法具有敏感性和特异性高的特点，故其临床使用较广。

（二）免疫胶体金法

免疫胶体金法是以胶体金为标记物，利用特异性抗原抗体反应，对抗原（或抗体）物质进行定位、定性、定量研究的标记技术。

免疫胶体金法主要包括胶体金快速免疫层析法和快速斑点免疫金渗滤法。该法操作简单，10～30 分钟内即可得到结果，在门诊和重症监护病房中对于临床医生对患者作出及时的诊治措施有重要的辅助作用。

四、分子生物学诊断

随着分子生物学的发展，特别是聚合酶链反应技术的应用，分子生物学诊断对于流感病毒鉴定和分型发挥着越来越大的作用。

（一）聚合酶链反应

1. 逆转录聚合酶链反应（reverse transcription polymerase chain reaction，RT-PCR）RT-PCR 是将 RNA 的逆转录（reverse transcription）和 cDNA 的聚合酶链式扩增（PCR）相结合的技术。RT-PCR 的原理是提取组织或细胞中的总 RNA，以其中的 mRNA 为模板，采用 Oligo（dT）或随机引物，利用逆转录酶反转录成 cDNA，再以 cDNA 为模板进行 PCR 扩增，而获得目的基因或检测基因的表达。RT-PCR 具有高度的敏感性和特异性，缩短了检出时间，为流感的早期快速诊断提供了实用方法。对于 RNA 病毒 RT-PCR 是使用最普遍的分子扩增法，通过对标本中病毒基因组 RNA 片段扩增，可鉴定流感病毒并进一步进行亚型分析。

2. 多重 RT-PCR 法　多重 RT-PCR 法是在同一 PCR 反应体系中加入两个以上病毒亚型或多种病毒的特异性引物，利用目的片段的长度不同，可实现在一个反应中同时检测多个病毒亚型或多种病毒，是一种快速、敏感且经济有效的检测方法。

3. 实时荧光定量 RT-PCR 法　实时荧光定量 RT-PCR 法是指在 RT-PCR 反应体系中加入荧光基团，利用荧光信号积累，实时监测整个 PCR 进程，最后通过标准曲线对未知模板进行定量分析的方法。与传统 RT-PCR 法相比，实时荧光定量 RT-PCR 具有敏感性高、特异性强、快速，并且可以对样品进行定量分析的优点，已大规模用于流感监测网络实验室。其中，多重实时 PCR 法可对流感病毒进行进一步亚型分析。

（二）依赖核酸序列的扩增法

依赖核酸序列的扩增法是一项以 RNA 为模板，无需反转录的快速等温扩增技术，有赖于鸟类成髓细胞瘤病毒反转录酶、噬菌体 T7 RNA 多聚酶、核糖核酸酶 H、两种特别设计的特异性寡核苷酸引物和分子信标探针共同协作完成。

该技术与现行病毒培养的检测方法灵敏度相当，可准确无误地检测出病毒，特别适用于 RNA 检测。

（三）基因芯片技术

基因芯片技术的基本原理是将大量已知的核苷酸序列作为探针集成于同一基片上，与标记的靶核苷酸序列进行杂交，通过检测杂交信号对细胞或组织的大量基因信息进行检测和分析。

基因芯片技术具有特异性好、检测时间短等优点，但因其检测成本高、硬件要求高等缺点，在流感病毒检测中的应用还远低于其他检测方法。

第二节　病理学诊断

一、甲型 H1N1 流感

（一）呼吸系统基本病变

一般表现为气道的炎症反应，严重者可引起肺的感染。最主要病变是原发性病毒性肺炎，并可继发急性支气管炎、细菌性肺炎或混合性肺炎。美国 CDC 针对新型甲型 H1N1 流感尸解研究发现，30% 新型甲型 H1N1 流感死亡患者同时伴有细菌感染，其中 50% 由肺炎球菌引起。晚期病变主要为坏死性支气管炎、弥漫性肺泡损伤、肺出血、肺内透明膜形成及不同程度的纤维化、实变。伴有并发症的患者，可见化脓性炎症改变。

主要组织学病理变化为上呼吸道黏膜充血水肿，支气管壁上皮和腺体的变性、坏死、脱落。肺部病变以浆液性、出血性支气管肺炎为主，肺泡间隔增宽，间质充血，伴大量淋巴细胞浸润及浆液渗出，灶性出血。部分病例伴有弥漫性肺泡损伤，明显的肺水肿，肺泡上皮凋亡、坏死、脱落，肺泡完全坍陷。并见巨噬细胞、Ⅱ型肺泡上皮细胞增生。后期主要是坏死性支气管炎，肺内透明膜形成，肺组织片状出血及肺内不同程度的纤维化、实变。伴有细菌感染时可见化脓性细支气管炎、胸膜炎、胸腔积液或积脓。部分研究结果提示，新型甲型 H1N1 流感有引起血液高凝状态的可能，部分病例可见肺内小血管血栓形成及肺动脉骑跨性栓塞或肺叶动脉栓塞等。

（二）肺外器官基本病变

有关新型甲型 H1N1 流感病例的肺外器官病理变化的报道不一致。少数重症病例可出现骨髓、脾脏、淋巴结内淋巴细胞耗竭、嗜红细胞现象；急性肾小管坏死、肌红蛋白管型；肝坏死、脂肪变及胆汁淤积；无菌性脑膜炎、脊髓炎、脑淤血、脑炎、脑水肿、脑疝等；胰腺及脾脏的凝固性坏死；横纹肌溶解；心肌梗死、心肌炎、心包炎等心肌损伤。而大部分报道中，重症病例除肺脏病理改变外，其他器官并没有明显的病理变化。

与同为新发传染病的 SARS 相比，重症甲型 H1N1 流感死亡病例肺脏内出血更为严重，气管、支气管管壁上皮及腺体的损害更为明显，结合免疫组化及流式细胞术检测显示假复层纤毛柱状上皮及气管腺上皮、细支气管上皮腔面及 I 型和 II 型肺泡、血管内皮细胞、肺泡巨噬细胞等细胞质内可见病毒抗原表达。并可见肺泡上皮细胞凋亡，可能与上述损害有关。

二、人感染 H5N1 禽流感

目前国内外有关人感染 H5N1 流感病例的尸解标本报告较少，主要表现为肺出血、实变等。

（一）呼吸系统基本病变

病毒感染鼻咽部上皮及腺体、扁桃体、气管及肺组织，造成组织充血、水肿，血管周淋巴细胞浸润等炎症反应。肺部因病毒复制效率高，故病变最为严重，肺出血、坏死性病变为新型 H5N1 流感最主要的病理特征。早期表现为间质性肺炎、坏死性支气管炎；进展期发生弥漫性肺泡损伤，急性弥漫性渗出病变，伴肺水肿、多灶性肺出血、肺内透明膜形成；晚期肺内不同程度的纤维化、机化、实变。伴有并发症的患者，可见支气管肺炎、脓胸等化脓性炎症改变。

主要组织学病理变化：双肺肺泡壁血管扩张淤血、肺泡腔充满淡红色水肿液及不等量的各类炎细胞，以淋巴细胞和巨噬细胞为主，并可见合体样细胞、泡沫细胞，伴有透明膜形成、多灶性出血，部分区域肺泡间隔明显增宽伴间质纤维化，部分细支气管及周围肺泡上皮脱离、增生及鳞状上皮化生，肺泡萎陷，周围肺组织可见肺气肿。继发细菌感染时，可见部分区域细支气管及其周围肺泡结构破坏、中性粒细胞浸润、小脓肿形成。后期肺组织广泛实变。

（二）肺外器官基本病变

由于新型 H5N1 病毒较新型 H1N1 病毒有更广泛的组织趋向性。尸检及实验室检查结果显示 H5N1 可在淋巴结等组织或心、肝、脑等器官中复制、繁殖，引起多个器官受累。重症病例除引起原发性肺部感染之外，还可间接或直接侵犯心脏、血管、骨骼肌、肝脏和肾脏等多个脏器。可见心肌纤维变性坏死，心肌间质单个核细胞浸润，间质性心肌炎；肝脏淤血、肝细胞胞质疏松，小泡状脂肪变性；肾淤血、肾小管上皮细胞变性、坏死，细胞管型形成；脑淤血、水肿；胸腹腔积液；横纹肌溶解；脾脏、胸腺、扁桃体、淋巴结等淋巴造血组织内滤泡减少或消失，CD68 阳性组织细胞明显增生、吞噬红细胞现象。也可引起肺出血、牙龈出血、胃肠出血等多部位出血。

三、人感染 H7N9 禽流感

迄今为止，除肺部感染动物模型外，有关人感染 H7N9 的病例尚未见相关尸检病理报告，临床对患者的病情判断主要依据影像学和临床实验室检验。

已有的动物实验显示：小鼠肺组织病变严重程度依次为 H5N1 流感＞ H1N1 流感＞ H7N9 流感，H7N9 感染后小鼠反应较小，肺组织修复能力较强。主要病变为：①细支气管上皮细胞脱落至管腔中，管壁周围炎细胞浸润；②间质性肺炎：肺间质增宽，肺充血、水肿，血管周淋巴细胞浸润；③可见肺脉管炎改变；④弥漫性肺泡损伤；⑤肺出血；⑥肺间质纤维化。

参 考 文 献

白燕琼，徐钢，龚自力，等 . 2006. 人感染高致病性禽流感 H5N1 尸体解剖病理分析 . 中华病理学杂志，35（9）：545 ～ 548

段雪晶，李勇，宫恩聪，等 . 2011. 重症甲型 H1N1 流感八例呼吸系统病理学特征分析 . 中华病理学杂志，40（12）：825 ～ 829

李宏军，李宁 . 2011. 甲型 H1N1 流感影像学：基础与临床 . 北京：清华大学出版社

陆敏，谢志刚，高占成，等 . 2008. 人感染高致病性禽流感病毒 H5N1 的病理学观察 . 中华病理学杂志，37（3）：145 ～ 149

夏骏，刘芳，王华林 . 2006. 流行性感冒病毒的检测及分型方法 . 国际检验医学杂志，27（6）：534 ～ 536

Ciçsek C，Bilgics A．2003. Current approaches to the clinical virologic diagnosis of viral respiratory tract infections. Mikrobiyol Bül，37（2-3）:195 ～ 204

Ellis J，Iturriza M，Allen R，et al. 2009. Evaluation of four real-time PCR assays for detection of influenza A（H1N1）virus. Eum Surveill，14（22）:19 ～ 30

Gao R，Cao B，Hu Y，et al. 2013. Human infection with a novel avian-origin influenza A（H7N9）virus. N Engl J Med，368（20）:1888～1897

Ruixue W，Taubenberger JK. 2010. Methods for molecular surveillance of influenza. Expert Rev Anti-infective Therapy，8（5）:517～527

Suwannakarn K，Payungporn ST，Samransamruajkit R，et al. 2008.Typing（A/B）and subtyping（H1/H3/H5）of influenza A viruses by multiplex real-time RT-PCR assays. J Virol Methods，152（9）:25～31

第二篇
流行性感冒临床各论

第八章 流行性感冒

第一节 概 述

流行性感冒简称流感，是由流感病毒引起的一种急性呼吸道传染病，主要通过飞沫传播，传染性强，容易引起暴发流行或大流行，其发病率居法定传染病首位。秋冬季节高发。病程短，具有自限性，但在婴幼儿、老年人和存在心肺疾病及其他慢性病患者，以及免疫功能低下者容易并发肺炎或其他严重并发症，并可致死。

一、病 原 学

1971年世界卫生组织（WHO）统一流感病毒命名系统，根据病毒核蛋白的抗原特性，流感病毒可分为甲（A）、乙（B）、丙（C）三型。流感病毒是 RNA 病毒，pH 在 6.5～7.9 时最稳定，对高温抵抗力弱，加热到 56℃ 数分钟后即丧失致病性，100℃ 1 分钟即被灭活。低温环境下，病毒较为稳定，在 4℃ 时能存活超过 1 个月，在 –70℃ 时能存活超过 5 个月。流感病毒对干燥，紫外线照射，乙醇、碘伏等常用消毒剂均很敏感。

二、流 行 病 学

（一）传染源

流感患者和隐性感染者为主要传染源。从潜伏期末到发病的急性期都有传染性，其中病初 2～3 天传染性最强。

（二）传播途径

空气飞沫传播是主要传播途径。流感病毒存在于患者或隐性感染者的呼吸道分泌物中，通过说话、咳嗽或打喷嚏等以飞沫或气溶胶形式散播于空气中，易感者吸入后即能感染。也可通过口腔、鼻腔、眼睛等处黏膜直接或间接接触传播。

（三）易感人群

人群普遍易感，与性别、职业等无关。病后有一定的免疫力。甲、乙、丙三型流感之间、甲型流感不同亚型之间均无交叉免疫，可反复发病，感染后免疫保护维持的时间不长，虽然血中有抗体存在，但仍能再次被相同病毒感染。

三、临 床 表 现

流感潜伏期一般为 13 天左右，最短仅数小时。起病急骤，以全身中毒症状为主，呼吸道症状常不明显。根据临床表现可分为以下几种类型。

（一）单纯型流感

最为常见，常突然起病，畏寒高热，体温可达 39 ～ 40℃，发热是最重要的初发体征，常伴头痛，全身肌肉、关节酸痛，乏力，食欲减退等中毒症状。部分患者可出现畏光、流泪等症状。鼻塞、流涕、咽喉肿痛及声音嘶哑等呼吸道症状也常在发病时出现。

（二）肺炎型流感（原发性流感病毒性肺炎）

可由单纯型转为肺炎型或直接表现为肺炎型，系因流感病毒感染自上呼吸道向下呼吸道蔓延所致，多见于老年人、儿童、原有心肺疾患、孕妇或处于免疫缺陷状态的人群。主要表现为高热持续不退，迅速出现呼吸困难、发绀、剧烈咳嗽、泡沫黏液痰或脓性痰、痰中带血等症状。

（三）中毒型流感

极少见，病毒侵入中枢神经系统和心血管系统，引起中毒症状。临床上有脑炎或脑膜炎的症状，主要表现为高热、昏迷、谵妄、抽搐，并可出现脑膜刺激征及弥散性血管内凝血等严重症状。

（四）胃肠型流感

儿童常见，以恶心、呕吐、腹泻、腹痛为主要特点。

四、影像表现

（一）原发流感病毒性肺炎

胸部 X 线表现以间质性肺炎和支气管肺炎为主，早期肺纹理增强、边缘模糊，以双下肺野显著，密度增高如磨玻璃样密度。进展期表现为肺野内网状阴影及网状结节状阴影，结节一般小于 5mm，此征象可与肺纹理增强、模糊并存，病变多分布于两肺下野及肺门周围。晚期由于细小支气管炎症性梗阻而出现大小不等的囊状改变，呈蜂窝肺，肺体积缩小，膈肌上抬，叶间裂移位。CT 表现包括内小结节影、磨玻璃样阴影、树芽征和马赛克灌注，以及小叶间隔增厚、胸膜下线、相邻胸膜增厚、胸腔积液等。

（二）并发细菌性肺炎

胸部 X 线表现为肺泡性肺炎（大叶性肺炎）或支气管肺炎（小叶性肺炎）。肺泡性肺炎主要表现为大叶性或占据大叶部分的高密度均匀一致的实变影，内可见含气支气管影。根据肺内病变部位不同，影像表现亦不同，病变可累及一个或多个肺叶。支气管肺炎表现为肺纹理增粗，见直径 6～8mm 的模糊结节状影或模糊片状影，较大的边缘模糊的不均匀斑片状影为多数小叶肺泡炎阴影相互重叠所致。黏液堵塞支气管可表现为病变区域内小叶性肺不张或局灶性肺气肿，细支气管堵塞可形成小三角形肺不张。病灶多位于两肺下野内带，肺叶后部病变较前部多，沿支气管分支分布，肺段及肺叶支气管通畅。终末细支气管黏膜充血水肿及炎性渗出可引起阻塞性肺气肿，表现为两肺野透亮度增高、胸廓扩大、肋间隙增宽、膈肌低平。CT 主要表现为与肺叶分布形态一致的实变影，空气支气管征，以及沿支气管束分布的大小不等的边缘模糊的结节影及斑片影，并可见小叶性肺不张或局灶性肺气肿。

第二节 典型病例

病 例 一

【病史摘要】

男性，7 岁。发热、咳嗽 2 天，最高体温 37.7℃。实验室检查：WBC 4.21×10^9/L。

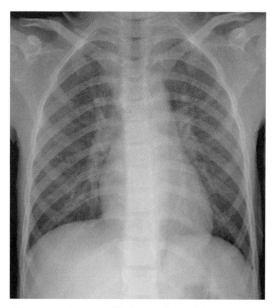

图 8-2-1　胸部 X 线片示肺纹理增粗，两肺野中内带见沿肺纹理分布的点状、小片状阴影

流感病毒核酸检测阳性。

【影像表现】

见图 8-2-1。

【诊断】

流感病毒性肺炎（间质性肺炎）。

【讨论】

本病例为流感病毒性肺炎，胸部 X 线片表现为两肺间质性炎症。原发流感病毒性肺炎，胸部 X 线表现以间质性肺炎和支气管肺炎为主，早期肺纹理增强、边缘模糊，以双下肺野显著，密度增高如磨玻璃样阴影，进展期表现为肺野内网状阴影及网状结节状阴影，结节一般小于 5mm，此征象可与肺纹理增强、模糊并存，病变多分布于两肺下野及肺门周围。胸部 CT 表现包括肺内小结节影、磨玻璃样阴影、树芽征和马赛克灌注，以及小叶间隔增厚、胸膜下线、相邻胸膜增厚、胸腔积液等。本例患者影像表现较轻，诊断需依靠放射科医师丰富的经验。

本例表现为间质性肺炎，需与其他病毒性肺炎如手足口肺炎、麻疹病毒肺炎等相鉴别。手足口肺炎病变早期以间质性改变为主，病变分布广泛，可累及各肺叶，多呈双侧性分布，表现为两肺纹理增强、紊乱，并以网格状及条索状表现多见。随病程进展胸部 X 线表现亦随之变化，肺小叶病变沿支气管蔓延到周围的同时引起肺泡及相邻组织的炎性实变。病变侵犯肺内小叶的肺泡管、肺泡囊、肺泡，引起小叶的炎性渗出，多局限于肺叶或肺段的小斑片状密度增高影，上叶多于下叶，右叶多于左叶。麻疹病毒肺炎 X 线表现为片状或弥漫分布的磨玻璃样阴影和（或）支气管血管束增粗。CT 表现为境界模糊的小叶中央结节、磨玻璃样阴影、小叶间隔增厚及小叶或肺段分布的实变影。腺病毒肺炎肺纹理增粗、模糊，两肺中下野中内带见沿肺纹理分布的小结节影。可出现融合性病灶。

流感病毒性肺炎影像表现与其他病毒性肺炎表现相近，影像诊断原发病较为困难，确诊需要依靠临床实验室检查。

病 例 二

【病史摘要】

男性，6岁。发热、咳嗽伴皮疹6天，最高体温38.9℃。实验室检查：WBC 2.26×10^9/L，PCO_2 42.6mmHg，PO_2 86.5mmHg。流感病毒核酸检测阳性。

【影像表现】

见图 8-2-2。

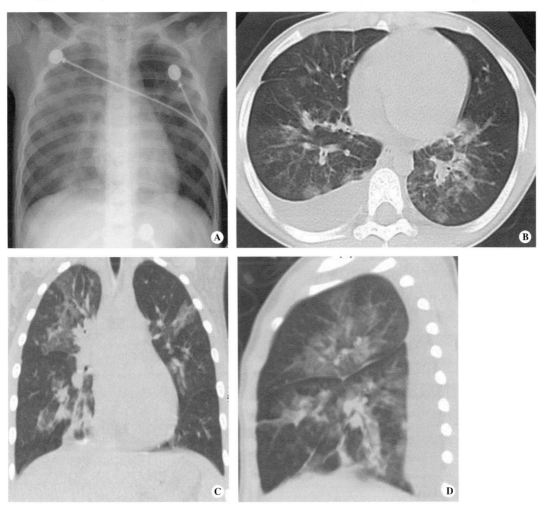

图 8-2-2 X线胸片示肺纹理增粗，右肺野透亮度减低，双肺野内见散在分布的片状模糊影（A）；CT示双肺内见沿支气管血管束分布的磨玻璃样阴影，右侧胸腔积液（B～D）

【诊断】

流感病毒性肺炎。

【讨论】

本病例为流感病毒性肺炎，具有病毒性肺炎的典型特征。原发流感病毒性肺炎，胸部 X 线表现以间质性肺炎和支气管肺炎为主，早期肺纹理增强、边缘模糊，以双下肺野显著，密度增高如磨玻璃样密度，进展期表现为肺野内网状阴影及网状结节状阴影，结节一般小于 5mm，此征象可与肺纹理增强、模糊并存，病变多分布于两肺下野及肺门周围。胸部 CT 表现是多样和重叠的，包括肺内小结节影，沿小叶中心散在分布的树芽征，按叶分布的磨玻璃样阴影、弥漫磨玻璃样阴影伴有增浓的间质改变，以及小叶间隔增厚、胸膜下线，相邻胸膜增厚、胸腔积液等。影像表现与组织病理学特征一致。

本病主要与麻疹病毒肺炎、肺泡性肺炎及过敏性肺炎等相鉴别。麻疹病毒肺炎 X 线表现为片状或弥漫分布的磨玻璃样阴影和（或）支气管血管束增粗；CT 表现为境界模糊的小叶中央结节、磨玻璃样阴影、小叶间隔增厚及小叶或肺段分布的实变影。细菌性肺炎主要为肺泡性肺炎或支气管肺炎。肺泡性肺炎主要表现为大叶性或占据大叶部分的高密度均匀一致的实变影，内可见含气支气管影。支气管肺炎表现为肺纹理增粗，见模糊结节状影或模糊片状影。过敏性肺炎是一组由不同致敏原引起的非哮喘性变应性肺疾患，胸部 X 线检查可能正常，也可能有弥漫性间质纤维化，常出现双侧斑片状或结节样浸润，支气管肺纹理增粗，或呈小的腺泡样改变；CT 可见支气管血管束增粗，沿支气管血管束分布的边缘模糊的小斑片状影及磨玻璃样阴影，CT 表现无一定规律性，影像表现严重程度可与临床症状不符。

与细菌性肺炎不同，病毒性肺炎常有体征与影像相分离的特点。病毒性肺炎影像诊断原发病较为困难，确诊需要依靠临床实验室检查。

病　例　三

【病史摘要】

男性，7 岁。发热、咳嗽 2 天，伴畏寒，最高体温 39.4℃。实验室检查：WBC 15.4×10^9/L。流感病毒核酸检测阳性。

【影像表现】

见图 8-2-3。

【诊断】

流感并发细菌感染性肺炎。

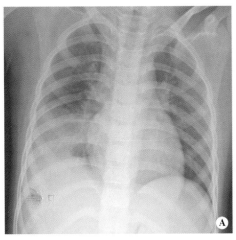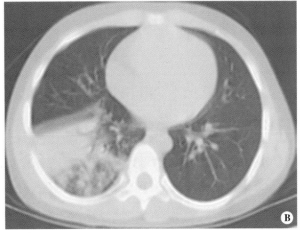

图 8-2-3　X 线胸片示两肺纹理增粗，右下肺野透亮度减低，右下肺见边缘模糊的片状阴影（A）；CT 示右肺下叶见尖端指向肺门的楔形实变影，内见含气支气管影，其周围见小斑片状模糊阴影（B）

【讨论】

　　本病例为流感并发细菌感染性肺炎，具有大叶性肺炎的典型特征，大叶性肺炎多由肺炎链球菌引起，起病急骤，病程较短。细菌性肺炎胸部 X 线主要表现为肺泡性肺炎（大叶性肺炎）或支气管肺炎（小叶性肺炎）。肺泡性肺炎主要表现为大叶性或占据大叶部分的高密度均匀一致的实变影，内可见含气支气管影。根据肺内病变部位不同，影像表现亦不同，病变可累及一个或多个肺叶。支气管肺炎表现为肺纹理增粗，见直径 6～8mm 的模糊结节状影或模糊片状影，较大的边缘模糊的不均匀斑片状影为多数小叶肺泡炎阴影相互重叠所致。黏液堵塞支气管可表现为病变区域内小叶性肺不张或局灶性肺气肿，细支气管堵塞可形成小三角形肺不张。病灶多位于两肺下野内带，肺叶后部病变较前部多，沿支气管分支分布，肺段及肺叶支气管通畅。终末细支气管黏膜充血、水肿及炎性渗出可引起阻塞性肺气肿，表现为两肺野透亮度增高、胸廓扩大、肋间隙增宽、膈肌低平。CT 主要表现为与肺叶分布形态一致的实变影、空气支气管征，以及沿支气管束分布的大小不等的边缘模糊的结节影及斑片影、并可见小叶性肺不张或局灶性肺气肿。

　　主要和病毒性肺炎、克雷伯杆菌肺炎及支原体肺炎等相鉴别。

　　病毒性肺炎 X 线表现以间质性肺炎和支气管肺炎为主，早期肺纹理增强、边缘模糊，以双下肺野显著，密度增高如磨玻璃样；进展期表现为肺野内网状阴影及网状结节状阴影，结节多分布于两肺下野及肺门周围，一般小于 5mm；晚期由于细小支气管炎症性梗阻而出现大小不等的囊状改变，呈蜂窝肺，肺体积缩小，膈肌上抬，叶间裂移位。CT 表现包括内小结节影、磨玻璃样阴影、树芽征和马赛克灌注。克雷伯杆菌肺炎是由克雷伯杆菌引起的急性肺部炎症,多发生在有慢性酒精中毒、营养不良者及老年人群。胸部X线影像表现分为3型:①肺纹理增多型;②小叶型或弥漫性肺炎型;③大叶实变型或肺脓肿形成型。CT较X线检查能更加清晰地显示病灶。克雷伯杆菌肺炎早期实变呈小叶性分布,斑片状或不规则致密影,常散在分布,累及多个肺段,病变很快相互融合呈大叶性实变,多见于右肺上叶。由于病灶中渗出液黏稠而较重,致使叶间隙下坠。由于病灶易发生坏死,因此可形成肺脓肿,多为多发直径小于2cm的小空洞,愈合过程慢,常可遗留广泛的纤维化。支原体肺炎是肺炎支原体引起的急性呼吸道感染,伴肺炎。小儿和成人均可发病,冷凝集试验大多阳性。胸部X线检查病变早期仅可见肺纹理增多,边缘模糊,随之可见模糊云雾状或均匀一致的阴影,常分布于中下肺野,近肺门部较致密,向外逐渐变浅,边缘不清楚,通常不侵犯整叶,呈大叶病灶的支原体肺炎与其他病原菌引起的大叶性肺炎不能鉴别。胸部CT表现主要有肺部磨玻璃样阴、节状或小斑片状气腔实变影、支气管血管束增粗、树芽征、大片实变影,并可伴有纵隔淋巴结肿大及胸腔积液表现。

病 例 四

【病史摘要】

女性,22岁。妊娠38周,发热伴畏寒2天,最高体温39.1℃。实验室检查:WBC 19.48×10^9/L,PCO_2 33.8mmHg,PO_2 43.6mmHg,SaO_2 80.9%。流感病毒核酸检测阳性。

【影像表现】

见图8-2-4。

【诊断】

流感合并急性呼吸窘迫综合征(acute respiratory distress syndrome,ARDS)。

【讨论】

不同人群流感具有不同的临床表现,特殊人群流感包括儿童流感、老年人流感、妊娠妇女流感及免疫缺陷人群流感,其中妊娠妇女流感有其自身特点。中晚期妊娠妇女感染流感病毒后除发热、咳嗽等表现外,易发生肺炎,迅速出现呼吸困难、低氧血症甚至急性呼吸窘迫综合征,可导致流产、早产、胎儿窘迫及胎死宫内。可诱发基础疾病的加重,病情严重者可以导致死亡。本例患者即为年轻女性,妊娠晚期,流感合并ARDS,经内科积极治疗无效,最终因多脏器衰竭死亡。

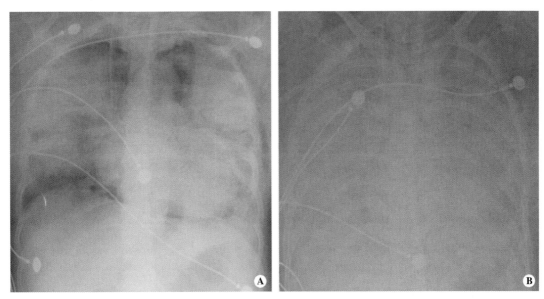

图 8-2-4　X 线胸片示双肺野透亮度减低，双肺内见大片实变影，内见含气支气管影（A）；
　　　　2 天后复查示双肺纹理消失，双肺野透亮度进一步减低，双肺内见弥漫性高密度改变（B）

　　ARDS 是指肺内外严重疾病导致以肺毛细血管弥漫性损伤、通透性增强为基础，以肺水肿、透明膜形成和肺不张为主要病理变化，以进行性呼吸窘迫和难治性低氧血症为临床特征的急性呼吸衰竭综合征，是急性肺损伤发展到后期的典型表现。ARDS 在影像学上的异常表现与肺泡上皮受损或弥漫性肺泡壁的破坏导致含有大量蛋白质的水肿液漏出并充满肺泡腔有关。影像分期与病理改变密切相关，主要分为渗出期、增生期和纤维化期，各期相互关联、相互重叠。胸部 X 线检查通常表现为两肺弥漫分布的阴影，并可见基础疾病特征性的影像学改变，例如，各种病原体所致的重症肺炎。CT 表现为病变分布不均匀：①非重力依赖区（仰卧时主要在前胸部）正常或接近正常；②前部和中间区域呈磨玻璃样阴影；③重力依赖区呈实变影；无肺毛细血管膜损伤时，两肺斑片状阴影均匀分布，既不出现重力依赖现象，也无变换体位后的重力依赖性变化。这一特点有助于与肺部感染性疾病鉴别。ARDS 晚期表现为支气管扭曲牵拉，肺段或肺叶体积缩小，出现网格状影、条索状影、蜂窝影，严重者发展为蜂窝肺。

　　主要和病毒性肺炎、细菌性肺炎及肺水肿等相鉴别。病毒性肺炎 X 线表现以间质性肺炎和支气管肺炎为主，早期肺纹理增强、边缘模糊，以双下肺野显著，密度增高如磨玻璃样；进展期表现为肺野内网状阴影及网状结节状阴影，结节多分布于两肺下野及肺门周围，一般小于 5mm；晚期由于细小支气管炎症性梗阻而出现大小不等的囊状改变，呈蜂窝肺，肺体积缩小，膈肌上抬，叶间裂移位。CT 表现包括内小结节影、磨玻璃样阴影、树芽征和马赛克灌注。细菌性肺炎 X 线表现主要为肺泡性肺炎或支气管肺炎。肺泡性肺炎主要表现为大叶性或占据大叶部分的高密度均匀一致的实变影，内可见含气支气管影，病变可累及一个或多个肺叶；支气管肺炎表现为肺纹理增粗，见直径 6～8mm 的模糊结节状影或模糊片状影；黏液堵塞支气管可表现为病变区域内小叶性肺不张或局灶性肺气肿，病灶多位于两肺下野内带，肺叶后部病变较前部多，沿支气管分支分布，肺段及肺叶支气管通畅。CT 主要表现为与肺叶分布形态一致的实变影、空气支气管征，以及沿支气管束分布的大小不等的边缘模糊的结节影及斑片影，并可见小叶性肺不张或局灶性肺气肿。肺水肿、各种病因所致急性或慢性收缩性或舒张性心功能障碍，可导致肺静脉、肺毛细血管压力增高和肺淤血。液体首先积聚在肺血管周围鞘、小叶间隙，形成肺间质水肿，继而进入肺泡腔，形成肺实质水肿；间质性肺水肿胸部 X 线为肺纹理增粗、紊乱和重分布，两上肺野血管纹理影明显增粗而模糊，双侧肺门影增大、增深，中、内侧肺野血管纹理增粗、扩张、边缘模糊，而外周肺野血管纹理变细，外周肺野相对清晰。进一步可表现为两肺蝶翼样向心性分布的片状阴影；肺泡性肺水肿 X 线表现由初起时两肺散在、大小不一的片状模糊阴影发展至大片、融合的高密度阴影，其高密度影由肺门区向外侧肺野扩展，并逐渐变淡，呈典型的蝶翼样表现。

参 考 文 献

李铁一. 2003. 间质性肺炎影像诊断. 实用医学影像学杂志，4（1）：1～2

李雪芹，李宏军. 2014. 儿童手足口病并发肺炎的 X 线表现. 放射学实践，29（8）：937～941

中华医学会呼吸病学分会. 2000. 急性肺损伤/急性呼吸窘迫综合征的诊断标准. 中华结核和呼吸杂志，23（4）：203

Gattinoni L，Caironi P，Pelosi P，et al. 2001. What has computed tomography taught us about the acute respiratory distress syndrome? Am J Respir Crit Care Med，164（9）:1701～1711

Nambu A，Ozawa K，Kobayashi N，et al. 2014. Imaging of community-acquired pneumonia: Roles of imaging examinations，imaging diagnosis of specific pathogens and discrimination from noninfectious diseases. World J Radiol. 6（10）:779～793

Reittner P，Ward S，Heyneman L，et al. 2003. Pneumonia: high-resolution CT findings in 114 patients. Eur Radiol，13（3）:515～521

第九章 甲型 H1N1 流感

第一节 概 述

一、流行历史及影响

2009 年 3 月，墨西哥暴发了"人感染猪流感"的疫情，并迅速在全球范围内蔓延。世界卫生组织（WHO）起初将此型流感称为"人感染猪流感"。2009 年 4 月 30日世界卫生组织、联合国粮食及农业组织和世界动物卫生组织一致同意使用A（H1N1）型流感指代当时疫情，我国卫生部公告中则将这一疾病称为"甲型 H1N1 流感"。

在国际金融危机的背景下，甲流疫情在全球的蔓延，给原本就比较暗淡的世界经济前景带来新的变数。到目前为止，我国采取严密甲型 H1N1 流感防控措施，在某种程度上，得益于及时和全面的信息公开制度，以及我国政府充分、完善和快速的应急预警和处理机制。

二、病原学及流行病学

美国第一例甲型 H1N1 流感患者在 2009 年 4 月 15 日通过实验室诊断确诊。研究人员发现，甲型 H1N1 流感病毒是由 4 种病毒变异形成的一种相当复杂的病毒，这 4 种病毒分别为 1 种禽流感病毒、1 种普通流感病毒和 2 种在猪之间广泛传播的猪流感病毒，同时也证实了甲型流感病毒基因之间重排、重组显现的普遍性和广泛性。甲型 H1N1 流感病毒的致病机制是国际上的研究热点，该病毒诱导宿主细胞凋亡是其中重要的机制之一。众多的研究表明，甲型 H1N1 流感病毒诱导细胞凋亡都是通过Caspase 途径介导的，可通过多途径、多因子、多基因调控，证实甲型 H1N1 流感病毒诱导细胞凋亡是个复杂的过程。

2009 年 4 月 30 日，我国将甲型 H1N1 流感列为乙类传染病和国境卫生检疫传染病，并按照甲类传染病管理。

对于本次流感，甲型 H1N1 流感患者为主要传染源，主要通过呼吸道气溶胶和飞沫在人与人之间传播，人群普遍易感，但以青壮年为主。影响流行的因素包括宿主因素、病毒因素及社会状况、医疗保险等自然和社会因素。

三、临床表现及诊断

人感染甲型 H1N1 流感的潜伏期一般为 1 ～ 7 天，较普通流感、禽流感潜伏期长。

甲型 H1N1 流感病毒感染引起的症状从不发热、轻度上呼吸道感染到严重或致死性肺炎。大多数病例有典型流感样症状，能自然恢复。重症患者和死亡患者大多由于并发症的发生，包括初级病毒性肺炎、继发性细菌性肺炎。

最常见的症状包括咳嗽、发热、咽痛、流涕、鼻塞、咳嗽、咳痰、头痛、全身酸痛、乏力。部分病例出现呕吐和（或）腹泻。少数病例仅有轻微的上呼吸道症状，无发热。体征主要包括咽部充血和扁桃体肿大。

诊断主要结合流行病学、临床表现和病原学检查，白细胞增多和减少在住院患者中均存在，重症患者多有白细胞总数及淋巴细胞减少，并有血小板降低。其他如血清学检查、病毒分离（咽拭子、口腔含漱液、鼻咽或气管吸出物、痰或肺组织）、反转录 - 聚合酶链反应（RT-PCR）等亦是诊断甲型 H1N1 流感的重要指标。早发现、早诊断是防控与有效治疗的关键。

四、影 像 表 现

（一）神经系统

日本研究人员发现，有些儿童在患流感后，流感病毒会攻击其中枢神经，引发脑炎。

甲型 H1N1 流感脑炎患者颅脑 CT 常表现为双侧基底节区、双侧丘脑、双额大脑半球脑白质对称性低密度，部分颅脑 CT 未见明显异常；颅脑 MRI 表现为上述位置对称性长 T_1、长 T_2 信号，FLAIR、DWI 常呈高信号，部分患者可见小脑受累；增强扫描时可见脑膜强化。

（二）胸部

甲型 H1N1 流感引起胸部异常者较少见。其胸部最常见的异常放射学表现为肺部磨玻璃样阴影（ground-glass opacities，GGO）和实变。成人肺内病变以双肺下野分布多见，但儿童无明显分布特点，病变分布有单侧或双侧，局灶、多灶或弥漫分布，这些表现类似于感染性非典型肺炎（severe acute respiratory syndrome，SARS）和其他病毒性肺炎。少见表现有肺内结节影、间质增厚、支气管周围斑片影和空气潴留及胸腔积液。甲型 H1N1 流感患儿肺部可见支气管周围斑片影和空气潴留，甲型 H1N1 流感危重病例可合并肺栓塞。与其他肺部感染性病变不同，甲型 H1N1 流感病例少见淋巴结肿大，MSCT 也未见小叶中心结节及树芽征。

　　与普通 X 线胸片相比，CT 对 GGO 等影像表现的检出更为敏感，对病变分布的判断也更为准确，但普通胸部 X 线摄影操作简便，尤其是可用于急危重病例的床边检查是其用于甲型 H1N1 流感检查的突出优势。

（三）腹部

　　重症患者可出现甲型 H1N1 流感肝脏损害，CT 可表现为肝脏体积增大、外缘饱满，合并腹水者行超声检查可见腹腔内液性暗区，部分患者可耦合腹膜炎，可见腹膜增厚等征象。

第二节　典型病例

病例一

【病史摘要】

　　男性，8 岁，在校学生。发热、咳嗽、气喘 2 天。患儿于 2 天前无明显诱因下出现发热，体温高达 39℃，发热无规律性，阵发连声咳嗽，咳少量黄色脓痰，伴气喘、气促及胸闷，吞咽困难，偶有腹痛，咳嗽时明显，以脐周痛明显。查体：体温 37.9℃，脉搏 117 次 / 分，呼吸 33 次 / 分，血压 105/60mmHg，唇无发绀，咽部充血明显，咽后壁无滤泡增生，无白斑。双扁桃体Ⅱ度肿大。肺部听诊两肺可闻及少许细湿啰音及哮鸣音。3 岁时患"哮喘"，哮喘发作 2 次，经治疗好转。母亲有哮喘病史。有与类似发热患者接触史，有与确诊甲型 H1N1 流感患者接触史，其所在的学校有多人确诊为甲型 H1N1 流感。实验室检查，CDC 咽拭子检测：甲型流感病毒 M 基因阳性，猪 H1N1 流感病毒 NP 基因阳性，甲型 H1N1 流感病毒 HA 基因阳性。血常规：WBC 6.69×10^9/L，GR% 78.1%，LY% 12.7%，MONO% 7%，HGB 118g/L。血生化：AST 52.5U/L，CK 2022.5U/L，CK-MB 35.1U/L，肌钙蛋白 1.08ng/ml。CD3$^+$T 淋巴细胞 332 个 /μl，CD4$^+$T 淋巴细胞 173 个 /μl，CD8$^+$T 淋巴细胞 106 个 /μl，CD4$^+$/CD8$^+$ 为 1.63。血气分析：pH 7.4，PaCO$_2$ 35.7mmHg，PaO$_2$ 109mmHg，AB 21.6mmol/L，BE −3.7mmol/L。

【影像表现】

见图 9-2-1。

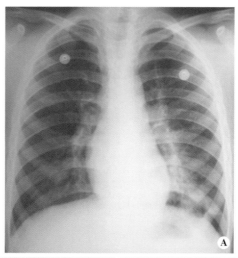

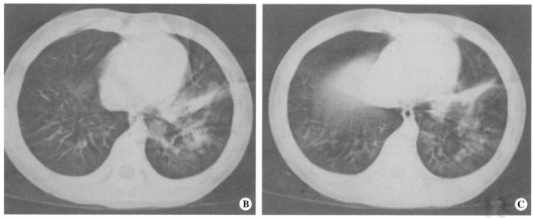

图 9-2-1　X 线胸片示两肺纹理增多，左中下肺野可见散在斑片状高密度影，边缘模糊（A）；
CT 示左肺下叶多发实变、斑片影和磨玻璃样阴影（B、C）

【诊断】

甲型 H1N1 流感肺炎。

【讨论】

甲型 H1N1 流感肺炎患儿早期胸部影像学表现无特征性，与普通肺部感染无明显差异。甲型流感肺炎可表现为双肺纹理增多、增粗和小斑片影，随着病变的进展，小斑片影可融合成大片状影和（或）磨玻璃样阴影。

病　例　二

【病史摘要】

男性，14 岁。以"反复发热、咳嗽、流涕 15 天"主诉入院。发热，体温高达39.1℃，畏寒、咳嗽，偶有咳黄色脓痰或淡黄色黏液痰，伴有鼻流清涕、乏力。查体：体温 36.9℃，脉搏 100 次 / 分，呼吸 22 次 / 分，血压 118/88mmHg。咽部充血明显，咽后壁可见滤泡增生，右侧扁桃体Ⅱ度肿大，双肺呼吸音粗，右下肺闻及散在湿啰音，偶有哮鸣音。有甲流患者接触史。实验室检查，CDC 咽拭子检测：甲型流感病毒 M基因阳性，猪 H1N1 流感病毒 NP 基因阳性，甲型 H1N1 流感病毒 HA 基因阳性。血常规：WBC 26.03×10^9/L，GR% 75.90%，LY% 14.30%，MONO% 7.5%，RBC 4.67×10^{12}/L，HGB 130.3g/L。

【影像表现】

见图 9-2-2。

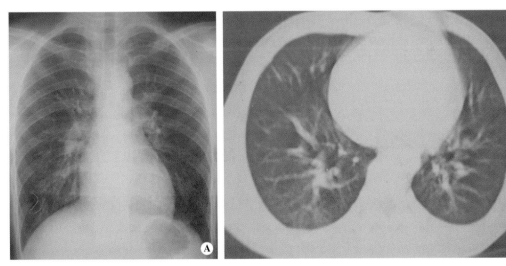

图 9-2-2　X 线胸片示右下肺斑片影，边缘模糊。双肺纹理增强、紊乱，双肺门增大变浓（A）；
CT 示双肺多发磨玻璃样阴影，双肺纹理增粗（B）

【诊断】

甲型 H1N1 流感肺炎。

病　例　三

【病史摘要】

男性，4 岁。发热、咳嗽 3 天，无寒战，食欲下降，双下肺少许湿啰音，发病时查胸部 X 线胸片无异常改变。血常规无异常改变。入院后咽拭子：甲型流感病毒 M 基因阳性，猪 H1N1 流感病毒 NP 基因阳性，甲型 H1N1 流感病毒 HA 基因阳性。

【影像表现】

见图 9-2-3。

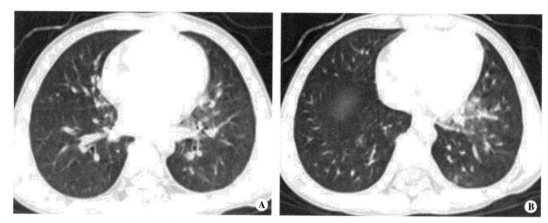

图 9-2-3　胸部 CT 示双肺下叶见少许磨玻璃样阴影，边缘模糊，以左肺下叶为著（A、B）

【诊断】

甲型 H1N1 流感肺炎。

【讨论】

本病例表现为双下肺磨玻璃样阴影，与甲型流感肺炎开始发病位置一致。此病例症状较轻，发病较早，需与其他肺部感染相鉴别，大叶性肺炎表现为肺炎或肺段的实变；小叶性肺炎为沿支气管周围斑片状影；与肺结核的鉴别点是本病例的发病部位不是结核病的好发部位。此病例鉴别诊断的难点在于与其他引起间质性炎症的病原体的感染相鉴别，如早期的支原体肺炎或其他病毒感染引起的病毒性肺炎。因本病例发病较早，症状较轻，因此通过影像学鉴别有一定困难，本病例的展示意在提示在甲型流感的好发季节，若观察到相对较轻的磨玻璃样改变的病例，应考虑甲型流感肺炎的可能。

甲型 H1N1 流感肺炎患儿早期胸部影像学表现无特征性，进展期以肺实质病变为主，实质浸润可表现为单发或多发小斑片影，也可融合成大片影。儿童主要表现为斑片影，婴幼儿则以片絮影多见。

病 例 四

【病史摘要】

男性，14 岁。咽痛 3 天，发热、乏力伴肌肉酸痛 2 天，轻度咳嗽，无痰。查体：体温 38.7℃，咽部充血，扁桃体Ⅰ度肿大。血常规：WBC 4.97×10^9/L，LY% 23.5%。入院时 CT：双肺多发结节样及斑片状高密度影。入院后咽拭子检查：甲型流感病毒 M 基因阳性，猪 H1N1 流感病毒 NP 基因阳性，甲型 H1N1 流感病毒 HA 基因阳性。

【影像表现】

见图 9-2-4。

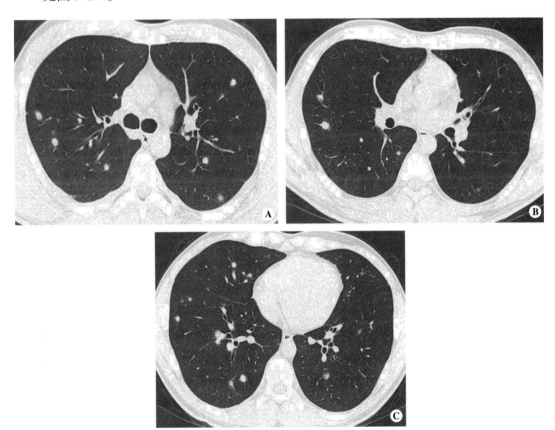

图 9-2-4 双肺多发结节样及斑片状高密度影，病变以右肺下叶为著（A～C）

【诊断】

甲型 H1N1 流感肺炎。

【讨论】

甲型 H1N1 流感肺炎病灶早期是一种间质性炎症，主要表现为肺血管纹理增多、增粗及模糊，不同程度的网格状阴影和结节，本病例的主要表现是多发散在的结节影和斑片影。本病例应与肺部多发真性结节鉴别。肺部多发转移性结节常有原发病史，而本病例中炎性结节在治疗后部分消失，右下肺病变在疾病进展过程中演变为片状高密度灶。

轻症甲型 H1N1 流感患者胸部影像表现多样，病变较轻者常无特异性，可表现为肺实质和肺间质炎症、胸膜炎症和纵隔、腋窝淋巴结肿大，肺病变主要沿支气管播散，与病毒性肺炎类似。

病 例 五

【病史摘要】

女性，14 岁。以"发热、咳嗽 4 天"为主诉入院。患者于 2009 年 11 月 6 日无明显诱因出现发热，体温达 37.5℃，发热无规律性，伴乏力、咳嗽，咳嗽呈阵发性，咳少量黄色黏痰。3 日后患者无诱因再次出现发热，体温高达 39.0℃，伴有畏寒、胸闷、头晕、头痛、全身乏力及肌肉酸痛等不适，无流涕、鼻塞，无胸痛、气促、心悸、咯血、呼吸困难；咽痛，吞咽时咽部有异物感，伴有恶心。查体：体温 37.3℃，脉搏 108 次 / 分，呼吸 22 次 / 分，血压 102/63mmHg；唇无发绀；咽部充血明显，咽后壁有少许滤泡增生，无白斑；双侧扁桃体 Ⅲ 度肿大；两肺呼吸音粗，可闻及少许细干、湿啰音。有与类似发热患者接触史，有与确诊甲型 H1N1 流感患者接触史，其所在的学校为甲型 H1N1 流感疫区。实验室检查，CDC 咽拭子检测：甲型流感病毒 M 基因阳性，猪 H1N1 流感病毒 NP 基因阳性，甲型 H1N1 流感病毒 HA 基因阳性。血常规：WBC 15.31×10^9/L，GR% 82%，PLT 144.0×10^{12}/L，HGB 140.9g/L。

【影像表现】

见图 9-2-5。

【诊断】

甲型 H1N1 流感肺炎。

【讨论】

甲型 H1N1 流感多见于年龄较大的儿童和年轻人，60 岁以上的老年人少见。临床症状主要有发热、咳嗽、咽痛等，部分患者可出现头痛、恶心、呕吐、腹泻等。肺炎是甲型 H1N1 流感的主要并发症。影像上主要表现为肺实质浸润影，多为双侧。实质浸润可表现为单发或多发小斑片影，也可融合成大片影和（或）磨玻璃样阴影。本例 X 线检查仅见多发的片状模糊阴影，但 CT 检查发现多发实变，因此提示对于临床有呼吸道症状的患者，应及时进行 CT 检查，以便早期发现病灶，及时治疗。

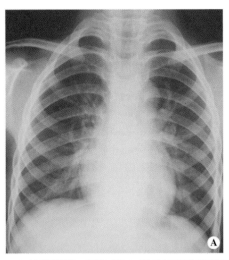

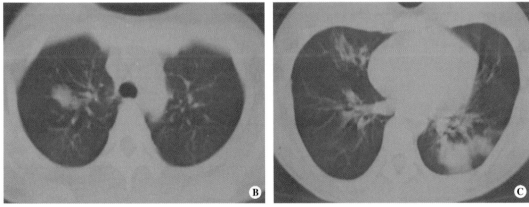

图 9-2-5　X 线胸片示双肺纹理增多，多发片状模糊阴影（A）；CT 示右肺上叶、左肺下叶多发实变，边界欠清，右肺中叶多发条索影和斑片影（B、C）

病　例　六

【病史摘要】

女性，17 岁。发热、咳嗽 2 天，伴流涕，无畏寒、乏力等。有甲流患者接触史。查体：体温 39.6℃，咽充血，扁桃体 I 度肿大。实验室检查，咽拭子检测：甲型 H1N1 流感

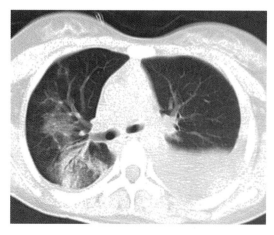

图 9-2-6　胸部 CT 示右肺中叶、下叶斑片状高密度影，左侧大量胸腔积液

病原检查相关项目（FluA、SWH1）阳性。

【影像表现】

见图 9-2-6。

【诊断】

甲型 H1N1 流感肺炎。

【讨论】

本例 CT 表现为局灶性磨玻璃样阴影及实变影，伴有胸腔积液。本例需与细菌性肺炎相鉴别。细菌性肺炎多表现为叶或段的实变影，病变较为局限，一般多为一段或以一叶病变为主，很少发生两肺或一侧肺弥漫性病变，病变进展速度较甲型 H1N1 流感肺炎慢。

病　例　七

【病史摘要】

男性，5 岁。发热，咳嗽，伴有咳痰，无畏寒、寒战，周身乏力，肌肉酸痛，食欲下降。查体：呼吸 40 次 / 分，脉搏 130 次 / 分，体温 39℃。患儿神志清楚，精神极弱，呼吸困难，鼻翼煽动，双肺大量啰音。否认甲流患者接触史。实验室检查，咽拭子检测：甲型流感病毒 M 基因阳性，猪 H1N1 流感病毒 NP 基因阳性，甲型 H1N1 流感病毒 HA 基因阳性。血常规：WBC 1.9×10^9/L，GR% 60.9%，PLT 87×10^9/L。血生化：ALT 13.2U/L，AST 30.9U/L，SpO_2 79% ～ 85%。

【影像与病理表现】

见图 9-2-7。

【诊断】

甲型 H1N1 流感肺炎（重症）。

【讨论】

儿童为甲型 H1Nl 的易感人群，有很高的发病率和致死率。与季节性重症流感好发于 65 岁以上老年人和 2 岁以下儿童不同，甲型 H1N1 流感肺炎患者中 71% 的严重肺炎发生于 5 ～ 59 岁人群。X 线特点为肺部病变早期表现为局部肺叶、肺段斑片及

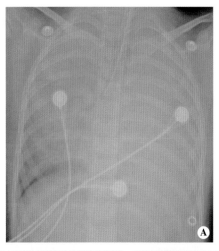

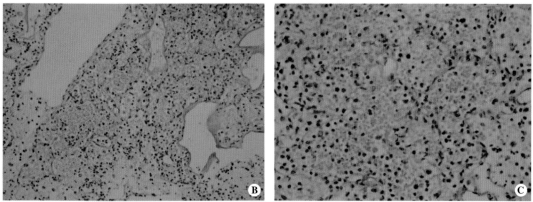

图 9-2-7　X 线胸片示两肺弥漫分布高密度阴影，以左肺为著，双侧肺门显示不清，左侧膈肌显示不清（A）；病理示肺泡内出血，炎性细胞浸润（B、C）

片状高密度影，病变发展迅速，短期可迅速扩展为大片状及弥漫型病变；多叶、多段肺实变内可见支气管充气征，部分病例健侧出现代偿性肺气肿。肺部实质、间质病变同时存在，晚期以间质改变为主。

病　例　八

【病史摘要】

女性，27 岁，妊娠 37^{+5} 周。发热 7 天，咽部不适，周身酸痛，最高体温 39.5℃，6 天前出现频繁咳嗽、咽痛、平卧困难，体温波动于 38 ～ 39.5℃。胎动频繁 5 天，见红 2 天，胎动减少 1 天。有与甲流患者密切接触史。实验室检查，咽拭子检测：甲型 H1N1 流感病毒 M 基因阳性，猪 H1N1 流感病毒 NP 基因阴性，甲型 H1N1 流感病毒 HA 基因阳性。血常规：WBC 5.25×10^9/L，HGB 86g/L，GR%

82.1%，LY% 16.4%。血生化：ALB 16g/L，GLB 22.47g/L。血气分析：pH 7.42，PCO$_2$ 19.13mmHg，PO$_2$ 63mmHg，SaO$_2$ 95%。

【影像表现】

见图 9-2-8。

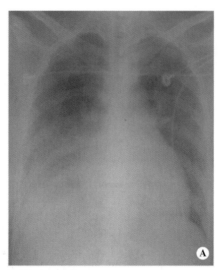

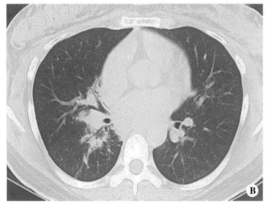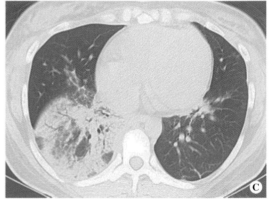

图 9-2-8　X 线胸片示右下肺大片状影，左下肺云雾状密度增高影，肺门增大变浓（A）；CT 示双肺下叶实变，右肺可见空气支气管征（B、C）

【诊断】

甲型 H1N1 流感肺炎。

病　例　九

【病史摘要】

女性，29 岁。咳嗽，无痰，发热。LDH 505U/L。产后，扁桃体切除。

【影像表现】

见图 9-2-9。

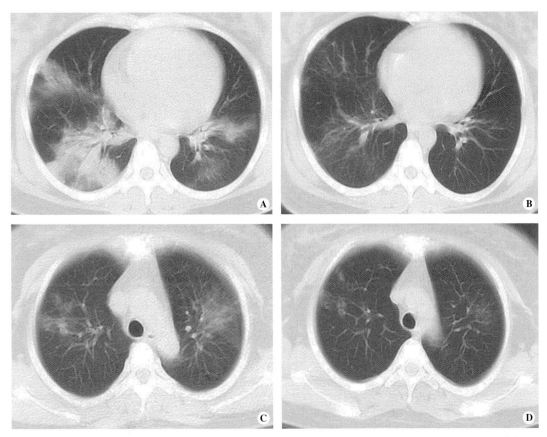

图 9-2-9　CT 示两肺多发斑片状、片状影，部分磨玻璃样阴影和实变影（A、B）；经治疗 22
　　　　　天和 30 天后，病灶吸收情况（C、D）

【诊断】

甲型 H1N1 流感肺炎。

【讨论】

　　本例患者影像表现为两肺多发磨玻璃样阴影和实变影，属于重症病例，部分病
变和邻近胸膜紧贴，应首先考虑肺部炎症。本病例从影像上无特征性表现，需要和

其他各种原因引起的肺炎鉴别。但本例患者的症状为孕妇产后出现症状，妊娠期间免疫力较低，呼吸道黏膜轻度水肿，易发呼吸道感染。妊娠期妇女甲型 H1N1 流感病毒引起的肺炎影像学表现为多发磨玻璃样阴影和实变影，部分病例出现胸膜病变。

病　例　十

【病史摘要】

女性，31 岁。剖宫产后 4 天，高热、喘憋、进行性呼吸困难 2 天，1 天前咳嗽，咳粉红色泡沫样痰，并出现进行性呼吸困难，对症治疗无好转，迅速恶化。查体：体温 40℃，脉搏 136 次 / 分；口唇发绀；双肺呼吸音粗，可闻及满布干、湿啰音。有甲流患者密切接触史。实验室检查，咽拭子检测：甲型 H1N1 流感病毒 M 基因阴性，猪 H1N1 流感病毒通用基因 NP 基因阴性，甲型 H1N1 流感病毒特异基因 HA 基因阳性。血常规：WBC 12.97×10^9/L，GR% 91.1%，RBC 3.24×10^{12}/L，HGB 83g/L。

【影像表现】

见图 9-2-10。

【诊断】

甲型 H1N1 流感肺炎。

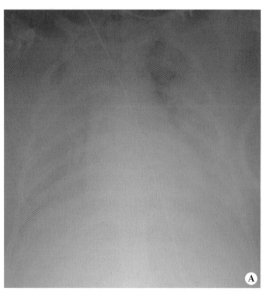
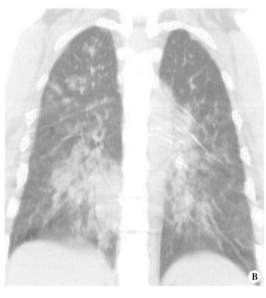

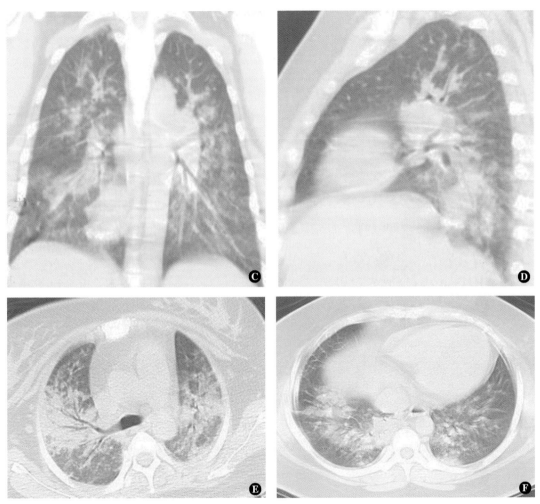

图 9-2-10　X 线胸片示两肺大片状高密度影，以右肺为著，双侧肺门显示欠清（A）；CT 示双肺多发实变和 GGO，右肺上叶可见空气支气管征，双肺纹理增粗、紊乱（B～F）

【讨论】

妊娠期辅助性 T 淋巴细胞总数下降，以及自然杀伤细胞活性降低，导致妊娠妇女易受病毒和真菌性肺炎侵袭。轻症表现为单个或多个肺叶的 GGO 及小片絮状高密度影；重症表现为多个肺叶的团絮状阴影及 GGO，空气支气管征，24 小时内病变进展，表现为双肺弥漫性高密度灶部分伴有肺不张，可合并单侧或双侧胸膜炎或胸腔积液、心包积液等。

病 例 十 一

【病史摘要】

男性，26 岁。轻咳，少痰，发热，体温 38.℃。实验室检查：WBC 4.9×10^9/L，

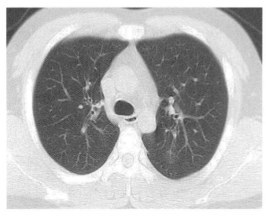

图 9-2-11 CT 示左肺上叶近斜裂处磨玻璃样小片影

GR% 55.9%，LDH 135 U/L。

【影像表现】

见图 9-2-11。

【诊断】

甲型 H1N1 流感肺炎。

【讨论】

本例患者在当时有发热症状，轻度咳嗽，但其 CT 影像仅表现为左肺上叶局部纹理模糊，见少许斑片状磨玻璃阴影，影像上发现的病变小而局限，影像诊断可考虑肺部炎症。

本例患者为青年男性，虽然影像表现肺内病变少而局限，但仍需要和早期细菌性肺炎、病毒性肺炎鉴别，只是鉴别非常困难。细菌和病毒引起的肺炎，都可表现为局部的间质炎症和实质炎症，影像上为局限的磨玻璃样阴影，甲型 H1N1 流感病毒引起的肺炎早期表现应与其他病毒肺炎有相似之处。部分初期研究还根据影像表现对甲型 H1N1 流感肺炎进行轻、中、重的分期。当然也有研究结果表明在急诊室胸部超声可以早期发现甲型 H1N1 流感肺炎的间质病变，此时的 CR 检查无明显肺部病变，但这些研究也指出 CT 检查可以更好地反映甲型 H1N1 流感的肺部病变特征，尤其是早期病例和一些重症病例。

病 例 十 二

【病史摘要】

女性，43 岁。发热，干咳。

【影像表现】

见图 9-2-12。

【诊断】

甲型 H1N1 流感肺炎。

【讨论】

本例患者影像表现为胸膜下小叶分布

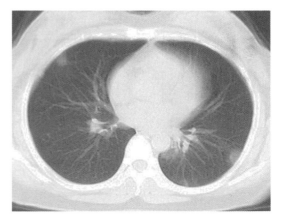

图 9-2-12 CT 示右肺中叶和左肺下叶胸膜下斑片影

斑片状阴影，阴影大小为 1 ～ 1.5cm，多叶存在，应首先考虑肺部炎症。需要和细菌性肺炎、真菌性肺炎、耶氏肺孢子菌肺炎、其他病毒性肺炎鉴别。细菌（常见为葡萄球菌、肺炎双球菌和链球菌）引起的肺炎，病理上可有支气管炎及支气管周围炎、肺泡炎及肺泡周围炎、多个小叶性肺炎；影像表现为肺纹理增强、斑片状、结节状影，多位于肺内带，病灶 2 ～ 3 天内可出现融合改变。真菌（常见为曲菌和隐球菌）引起的肺炎，病理上为渗出性及化脓性肺炎；影像可表现为结节或肿块、空洞，病灶可单发或多发。耶氏肺孢子菌引起的肺炎，病理上为浆液性、渗出性肺泡炎；影像可表现为叶、段病变，斑片状模糊影，多位于两肺中下肺野，沿支气管分布，有时可在几小时或几天内出现病灶进展和融合变化。其他病毒（腺病毒、呼吸道合胞病毒、麻疹病毒及巨细胞病毒）引起的肺炎，多见于小儿，病理上有支气管炎及支气管肺炎，以单核细胞为主的炎性细胞浸润；影像可表现为小结节影和斑片状影，多分布于两肺中下野内中带。

病 例 十 三

【病史摘要】

男性，52 岁。咳嗽，少痰，发热。实验室检查：WBC 6.5×10^9/L，GR% 85.5%，LDH 160U/L。

【影像表现】

见图 9-2-13。

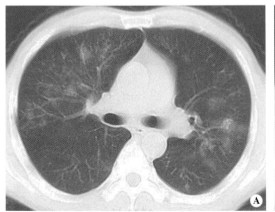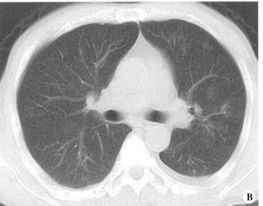

图 9-2-13　CT 示两肺多发沿肺纹理分布的小结节、斑片状模糊影（A）；治疗 10 天后复查，病灶有吸收减少（B）

【诊断】

甲型 H1N1 流感肺炎。

【讨论】

本例患者影像表现为两肺多发沿支气管血管束分布的斑片状影，密度不一，部分为毛玻璃样影和小结节模糊影，应首先考虑肺部炎症。甲型 H1N1 流感肺炎影像学表现可见片状、斑片状实变及磨玻璃样阴影，以小叶性病变为主。

需要和细菌性肺炎、耶氏肺孢子菌肺炎、其他病毒性肺炎鉴别。本例与细菌引起的肺炎相鉴别困难，细菌引起的肺炎影像表现为肺纹理增强，叶、段的分布更明显，甲型 H1N1 流感肺炎病灶可见多叶、段分布，病灶密度较淡；细菌性肺炎病灶 2 ～ 3 天内可出现融合和形态改变。真菌和耶氏肺孢子菌引起的肺炎，病理上为肺泡炎，影像可表现为结节或肿块、空洞，病灶可单发或多发，病灶还可表现为叶、段病变，斑片状模糊影，多位于两肺中下肺野，沿支气管分布。其他病毒引起的肺炎，影像可表现为小结节影和斑片状影，多分布于两肺中下野内中带。

病 例 十 四

【病史摘要】

男性，41 岁。高热、喘憋、进行性呼吸困难 5 天，自服 "头孢" 效果不明显，2 天前开始咳粉红色泡沫样痰。患者曾有甲流患者接触史。3 天前查血常规：WBC 12.11×10^9/L，入院时血常规：WBC 17.45×10^9/L，GR% 81.1%。外院 X 线胸片：双肺炎症，左下肺为著。入院后咽拭子：甲型流感病毒 M 基因阳性，猪 H1N1 流感病毒 NP 基因阳性，甲型 H1N1 流感病毒 HA 基因阳性。痰涂片检见阳性球菌。

【影像表现】

见图 9-2-14。

【诊断】

甲型 H1N1 流感肺炎。

【讨论】

本病例 CT 表现为双肺边缘斑片状及磨玻璃样阴影，符合甲流肺炎较早期表现的特点。左肺下叶病变较显著，本病例血常规提示白细胞升高，且入院治疗后继续增高，痰涂片见阳性球菌，提示在病毒感染的基础上合并细菌感染。

此病例需与单纯细菌性肺炎鉴别，细菌性肺炎多表现为肺叶或肺段的高密度影，病变相对较局限，且病变位置并不以肺的边缘为主。本病例还需与支原体肺炎相鉴别，

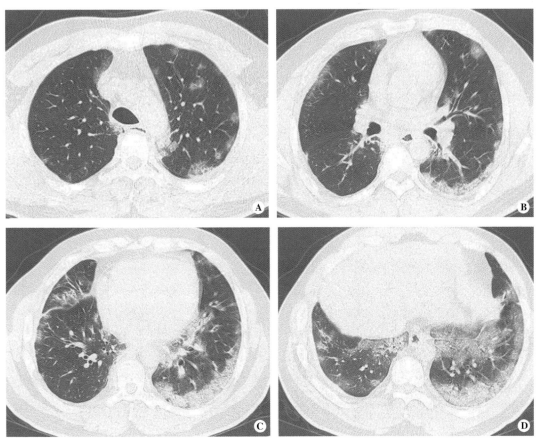

图9-2-14 胸部CT示双肺多发片状、索条状高密度影及磨玻璃样阴影，以左肺下叶为著，病变多位于肺边缘（A～D）

支原体肺炎表现为小叶中心型磨玻璃样改变或实变，可发展到段或叶的实变，病变多呈扇形，甲流肺炎此表现较少见。

病 例 十 五

【病史摘要】

女性，54岁。咳嗽，咳黄白痰，发热。有高血压史和糖尿病史。实验室检查：LDH 383U/L。

【影像表现】

见图9-2-15。

【诊断】

甲型H1N1流感肺炎。

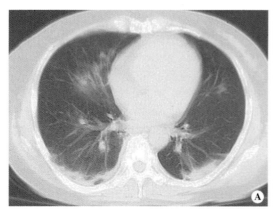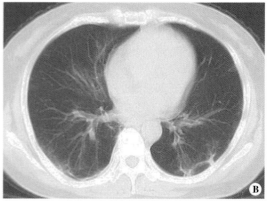

图 9-2-15　CT 示右肺中叶、左肺舌段及两肺下叶胸膜下斑片、弧片状影，部分致密（A）；
经治疗 9 天后病灶吸收，留有胸膜下弧线条影（B）

【讨论】

本例患者影像表现为两肺多处斑片 / 片状实变影，病变和邻近胸膜紧贴，应首先考虑肺部炎症。本例患者有糖尿病基础，更容易受病毒和细菌感染。

在进行影像诊断时需要和细菌性肺炎、真菌肺炎、耶氏肺孢子菌肺炎、其他病毒性肺炎鉴别。甲型 H1N1 流感肺炎多表现为磨玻璃样阴影，可出现实变影、小叶中心结节影，伴有胸膜反应。重症甲流的病理改变为弥漫性肺泡损伤，重症甲型 H1N1 流感患者的胸部 CT 表现多种多样，缺乏明确的影像特异性，双肺受累，多发片状磨玻璃样阴影，有实变、结节，多累及两肺中下叶，呈外周分布。本例患者有较多实变病灶也可能与其糖尿病基础有关，但经正确治疗后病变吸收明显。

病 例 十 六

【病史摘要】

男性，58 岁。轻咳，咳白色黏痰，发热。实验室检查：WBC 9.7×10^9/L，GR% 92.8%，LDH 427U/L。Ⅰ型呼吸衰竭。

【影像表现】

见图 9-2-16。

【诊断】

甲型 H1N1 流感肺炎。

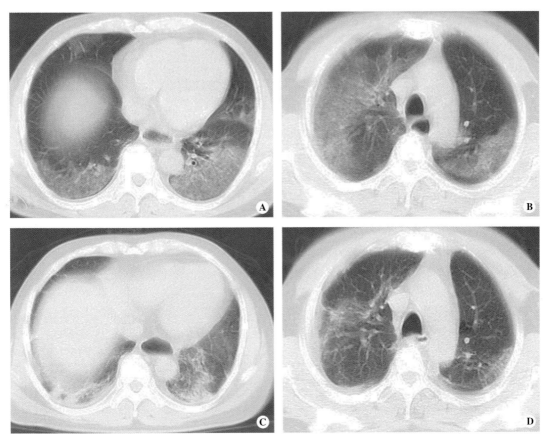

图 9-2-16　CT 表现为两肺多发磨玻璃样片状阴影，紧贴胸膜（A、B）；经治疗 27 天（C）
和 36 天（D）后复查，病灶有吸收，可见弧线、条片状影，局部胸膜增厚

【讨论】

本例患者影像表现为两肺上叶和下叶均有片状磨玻璃样阴影，多发存在，病变和
邻近胸膜紧贴，应首先考虑肺部炎症。甲型 H1N1 流感肺炎的主要表现为单侧或双侧
肺野弥漫或多发斑片状磨玻璃样阴影，伴或不伴实变影，且多分布于支气管血管树周
围或胸膜下。但该影像表现无特异性，需要和耶氏肺孢子菌肺炎、其他病毒性肺炎、
支原体肺炎等鉴别。耶氏肺孢子菌引起的肺炎，病理上为浆液性、渗出性肺泡炎，影
像可表现为叶、段磨玻璃样阴影，有时可在几小时或几天内出现病灶进展和融合变化。
其他病毒引起的肺炎，多表现为斑片 / 片状磨玻璃样阴影 / 实变影，无纵隔淋巴结肿大，
胸腔积液少见。与甲型 H1N1 流感病毒引起的肺炎最大区别在于，其他病毒性肺炎出
现小气道病变更多，表现为小叶中心结节，多见于小儿，病理上有支气管炎及支气管
肺炎，以单核细胞为主的炎性细胞浸润。影像可表现为小结节影和斑片状影，多分布
于两肺中下野内中带。支原体肺炎多表现为磨玻璃样阴影 / 实变影，并可见散在分布

小结节，与甲型 H1N1 流感病毒引起的肺炎最大区别在于，支原体肺炎多为单侧肺野受累，且纵隔淋巴结肿大和胸腔积液更多见。

病 例 十 七

【病史摘要】

男性，38 岁。咳嗽，少痰，发热。实验室检查：WBC 9.2×10^9/L，GR% 69.6%，LDH 182U/L。

【影像表现】

见图 9-2-17。

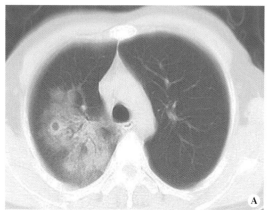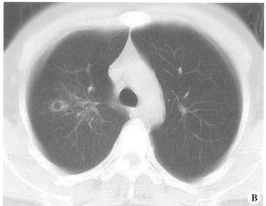

图 9-2-17　CT 示右肺上叶片状模糊影，内见支气管影和厚壁透亮影（A）；经治疗后留有薄壁透亮影（B）

【诊断】

甲型 H1N1 流感肺炎。

【讨论】

本例患者影像表现为右肺上叶片状磨玻璃样阴影和部分实变影，病变内见一厚壁空洞，应首先考虑肺部炎症。在各种文献报道中很少提及甲型 H1N1 流感肺炎出现空洞病变，本例属罕见病例，该空洞病变可能是甲型 H1N1 流感肺炎本身的表现，也可能是合并其他病原体感染所致。需要和细菌性肺炎、真菌肺炎鉴别。细菌引起的肺炎，病程发展中可出现空洞，以链球菌和革兰阴性菌常见，其临床多有脓/臭痰，一般在实变影中存在，边缘不清，有时可见气液平面。真菌引起的肺炎，影像可表现为结节或肿块、空洞，病灶可单发或多发，典型的肺孢子菌病的空洞为薄壁空洞，周围无或仅有少量病变。曲菌病表现为在片状实变影中出现的空洞，边缘边界可不清，壁厚薄可不一，典型者空洞内出现结节／肿块并可见含气新月征，多可随体位改变而出现曲菌球的位置移动。耶氏肺孢子菌引起的肺炎，如继发细菌、真菌等感染，影像中可表现为空洞或在叶、段实变影中出现空洞。

病 例 十 八

【病史摘要】

男性，37 岁，咳嗽、咳痰、咽痛 7 天，咳少许白色泡沫样痰；发热 4 天，最高体温约 39℃，畏寒、喘憋、呼吸困难 2 天。查体：咽部充血，右侧扁桃体 I 度肿大；双肺可闻湿啰音。血常规：WBC 8.9×10^9/L，GR% 55%，LY% 34%。入院后咽拭子检测：甲型流感病毒通 M 基因阳性，猪 H1N1 流感病毒 NP 基因阳性，甲型 H1N1 流感病毒 HA 基因阴性。

【影像表现】

见图 9-2-18。

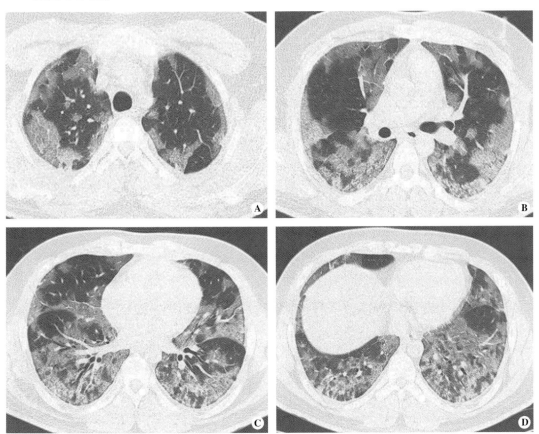

图 9-2-18　CT 示双肺散在片状高密度影及磨玻璃样阴影，以双肺下叶为著，部分肺组织实变，内见含气支气管（A ～ D）

【诊断】

甲型 H1N1 流感肺炎。

【讨论】

甲型 H1N1 流感肺炎早期表现为双侧大致对称的磨玻璃样阴影，病毒早期侵犯肺部主要是侵犯肺间质，故病变早期以间质性肺炎改变为主，表现为双侧多发磨玻璃密度灶，病变进一步进展引起肺泡渗出或继发细菌或真菌感染，引起肺组织的实变。实变影多处于肺组织边缘，并可见进展病变进一步融合，实变肺组织内可见空气支气管征。病变进展还可引起肺组织纤维化，表现为单肺或双肺小叶间隔增宽、蜂窝状影改变。

本病例需与其他病毒性肺部炎症相鉴别，如 SARS，二者均为病毒性炎症，早期表现非常相似，主要表现为纤维素渗出、实变，病变进一步发展为肺纤维化。重症甲流表现为双肺片状渗出融合、网状或结节状高密度影，病变融合成云雾状模糊影，病变进一步进展可表现为广泛的实变影，此时需与大叶性肺炎的肺组织实变相鉴别，依据病史及疾病过程，此期诊断并不困难。

病 例 十 九

【病史摘要】

男性，32 岁。发热、咳嗽、咽痛 6 天，气促 2 天。最高体温 41℃，偶咳少量白色泡沫痰。一周内有流感样症状患者接触史，但否认甲型流感患者接触史。查体：体温 36.7℃，脉搏 107 次 / 分，呼吸 25 次 / 分，血压 119/79mmHg，SPO_2 88%。扁桃体 I 度肿大，双肺可闻及较多湿啰音，右中下肺可闻及干啰音。实验室检查，咽拭子检测：甲型 H1N1 流感病毒 M 基因阳性，甲型 H1N1 流感病毒 NP 基因阳性，甲型 H1N1 流感病毒 HA 基因阳性。血常规：WBC 8.2×10^9/L，GR% 84.8%。血气分析：pH 7.4，PCO_2 24.6mmHg，PO_2 51mmHg，BE -10mmol/L，SO_2 87%。血生化：ALT 58U/L，AST 97U/L，BUN 14.12mmol/L，UA 630U/L，ALP 224U/L，CRP 128.9mg/L，CK 2232U/L，CK-MB 58U/L，LDH 582U/L，HBDH 758U/L。入院后患者症状加重，咳嗽较剧烈，咳少量粉红色泡沫痰，继而痰中带有血丝。双肺满布湿啰音，以右肺明显。治疗 1 周后，患者症状缓解，咳少许黏液痰，痰中仍带有血丝。咽部充血，双肺湿啰音较前明显减少，偶闻及干啰音。

【影像表现】

见图 9-2-19。

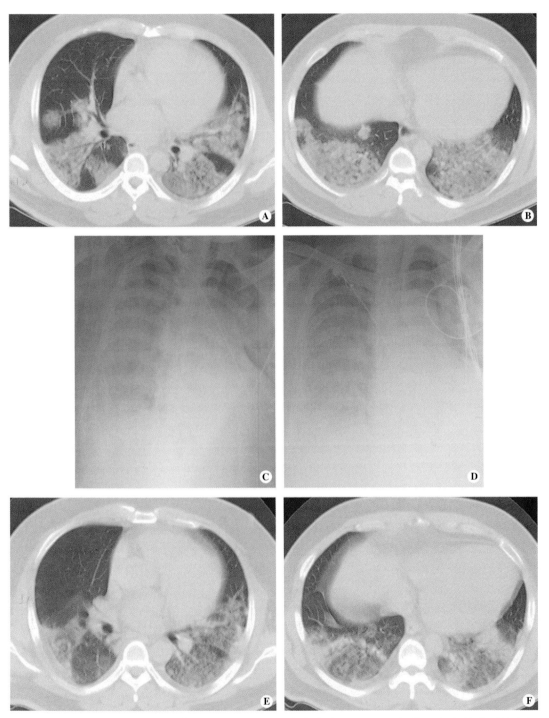

图 9-2-19　CT 示右肺中叶外侧段、下叶和左肺多发实变和 GGO，部分实变病灶内可见空气支气管征（A、B）；治疗 3 天后复查，X 线胸片示双肺广泛实变，双肺门显示欠清，心影增大（C）；治疗 4 天后复查，X 线胸片示双肺病变略有吸收（D）；治疗 6 天后复查，CT 示双肺病灶范围缩小，密度变淡（E、F）

【诊断】

甲型 H1N1 流感肺炎。

病 例 二 十

【病史摘要】

男性，41 岁。发热、咳嗽 10 天，伴咽痛、乏力、肌肉酸痛，5 天前出现高热，最高体温约为 39.6℃，外院 X 线胸片示双肺炎症，静脉滴注头孢类药物，发热症状轻度缓解。患者近日出现端坐呼吸、血痰。查体：咽部充血，双侧扁桃体 I 度肿大，双肺可闻及湿性啰音，以双下肺为著。入院时血常规：WBC 10.6×10^9/L，LY% 7.5%。痰涂片可见阳性球菌、阴性杆菌。入院后咽拭子检测：甲型流感病毒 M 基因阳性，猪 H1N1 流感病毒 NP 基因阳性，甲型 H1N1 流感病毒 HA 基因阴性。

【影像表现】

见图 9-2-20。

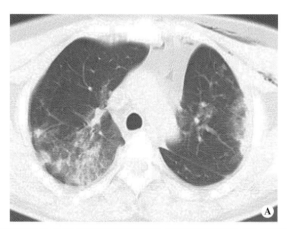

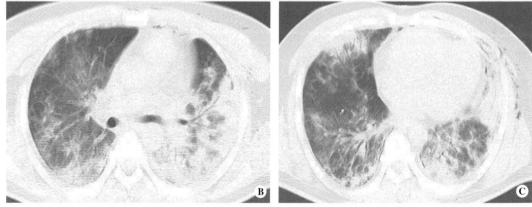

图 9-2-20　胸部 CT 示双肺散在片状高密度影及磨玻璃样阴影，病变以双肺下叶为著，左肺下叶部分肺组织实变，左侧胸壁可见串珠状气体密度影（A～C）

【诊断】

甲型 H1N1 流感肺炎，左侧胸壁皮下气肿。

【讨论】

本病例左下肺实变较明显，病史时间较长。双肺散在的磨玻璃样阴影，提示存在病毒性感染，患者经过抗炎治疗症状有缓解，提示并发细菌感染。患者呼吸衰竭，经数次心肺复苏，心脏按压导致肋骨骨折及胸壁皮下气肿。本病例与大叶性肺炎的鉴别点在于大叶性肺炎肺组织的实变为一个肺叶或肺段的实变，而本病例中左下肺实变不完全，病变之间见散在磨玻璃样阴影，需结合临床表现与大叶性肺炎的溶解消散期予以鉴别。

病例二十一

【病史摘要】

男性，54 岁。发热 7 天，咳嗽、咳痰 6 天，呼吸困难 2 天，活动后夜间加重。否认甲流患者接触史。体征：咽充血，扁桃体无肿大，双肺湿啰音。实验室检查，咽拭子检测：甲型 H1N1 流感病原检查相关项目（FluA、SWH1）阳性。

【影像表现】

见图 9-2-21。

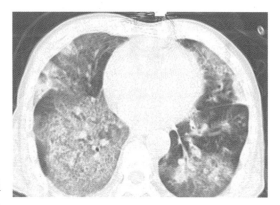

【诊断】

甲型 H1N1 流感肺炎。

【讨论】

本例病变以右肺下野分布为主，呈弥漫分布，并伴有间质增厚。本病需与 SARS 相鉴别。甲型 H1N1 流感肺炎的早期表现与 SARS 表现非常相似，主要

图 9-2-21　胸部 CT 示双肺磨玻璃状、斑片状密度增高影，局部可见实变

表现为纤维素渗出、实变及进一步发展为肺间质纤维化。危重甲型 H1N1 流感肺炎主要表现为双肺片状肺泡渗出、融合、网状或结节状阴影、肺部炎性实变，少数伴有胸腔积液，常发生在两下肺，病情进一步发展使肺表现为大片状致密实变影。

病例二十二

【病史摘要】

男性，42 岁。发热、咳嗽 5 天。查体：体温 39.5℃，扁桃体Ⅰ度肿大，双肺呼吸音粗。无明确甲流患者接触史。实验室检查，咽拭子检测：甲型 H1N1 流感病毒 M 基因阳性，猪 H1N1 流感病毒 NP 基因阳性，甲型 H1N1 流感病毒 HA 基因阳性。血常规：WBC 3.24×10^9/L，GR% 57.74%，LY% 32.74%。血生化：TP 55g/L，AST 100U/L，ALT 69U/L，ALB 27g/L，CK 621U/L，LDH 511U/L。住院期间持续发热，体温 37.4 ～ 39.2℃，咳嗽，咳痰，胸闷。听诊双肺可闻及湿啰音，右肺较广泛。入院 4 天后实验室检查，血常规：WBC 11.47×10^9/L，GR% 83.01%，LY% 8.82%。血生化：TP 55g/L，A 24g/L，AST 64U/L，ALT 54U/L，BUN 3.4 mmol/L。

【影像表现】

见图 9-2-22。

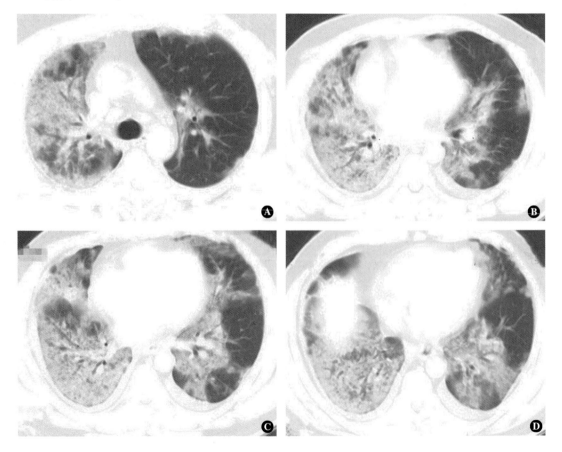

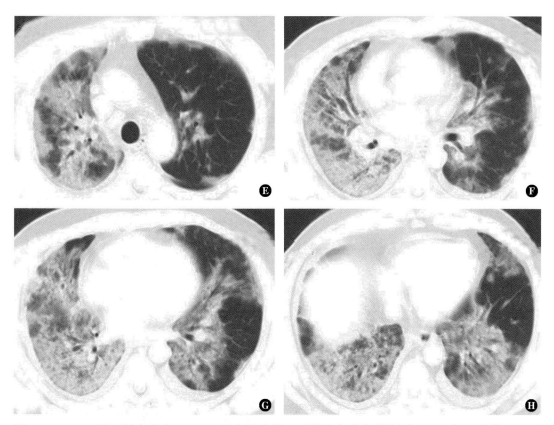

图 9-2-22 CT 示双肺实变和 GGO，以右肺为著，可见空气支气管征（A～D）；治疗 4 天后复查，双肺病变进展（E～H）

【诊断】

甲型 H1N1 流感肺炎。

【讨论】

肺炎是甲型 H1N1 流感最常见的并发症，可由原发性病毒性肺炎或继发性细菌感染所致。胸部 HRCT 主要表现为肺内弥漫或多发斑片状 GGO 伴或不伴实变，多分布于支气管血管树周围或胸膜下。病理表现为支气管及其周围肺泡充血、炎性渗出及透明膜形成等。随病变进展，GGO 迅速互相融合扩大，密度增高，伴 GGO 内或外的片状实变，亦有只见实变而无 GGO 者。

病例二十三

【病史摘要】

女性，34 岁。发热 7 天，呼吸困难 3 天。咳嗽，咳痰，咳白色或黄色黏痰。否认甲流患者接触史。查体：体温 39℃；咽充血，扁桃体无肿大；双肺呼吸音粗，无干湿啰音。实验室检查，咽拭子检测：甲型 H1NI 流感病原检查相关项目（FluA、SWH1）阳性。

【影像表现】

见图 9-2-23。

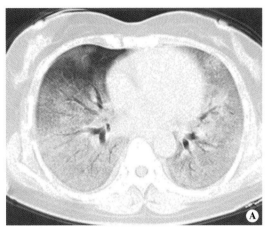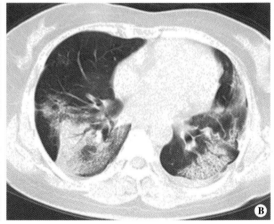

图 9-2-23　胸部 CT 示双肺弥漫性磨玻璃样密度增高影，可见支气管充气征（A）；治疗 18 天后复查，左肺上叶、双肺下叶云絮状模糊密度影，病变明显吸收（B）

【诊断】

甲型 H1N1 流感肺炎。

【讨论】

本例为弥漫分布磨玻璃样阴影，双肺门模糊，伴有空气潴留。本例需与下列疾病相鉴别：

（1）支原体肺炎：常表现为小叶中心性磨玻璃密度样或实变，可以发展到段或叶的实变，呈扇形。而甲型 H1N1 流感肺炎一般少见。小儿支原体肺炎表现为网状、点状间质病变，肺门增大多见，可出现胸腔积液。

（2）衣原体肺炎：衣原体肺炎无特异性，表现为单侧或双肺下叶肺部片状阴影和网格状阴影，多为局限性，发展较慢，游走性强。预后较好。

病例二十四

【病史摘要】

男性，34 岁。7 天出现高热，最高体温 39.4℃，头晕，全身酸痛乏力。次日出现轻度咳嗽,无咳痰,轻度胸闷。查体:体温 38.4℃,脉搏 72 次 / 分,呼吸 40 次 / 分,血压 118/76mmHg,SaO_2 60%,口唇发绀,双肺呼吸音粗,双上肺闻及支气管呼吸音,双下肺闻及小水泡音。有与发热患者接触史。实验室检查,咽拭子检测:甲型流感病毒 M 基因阳性,猪 H1N1 流感病毒 NP 基因阳性,甲型 H1N1 流感病毒 HA 基因阳性。

【影像表现】

见图 9-2-24。

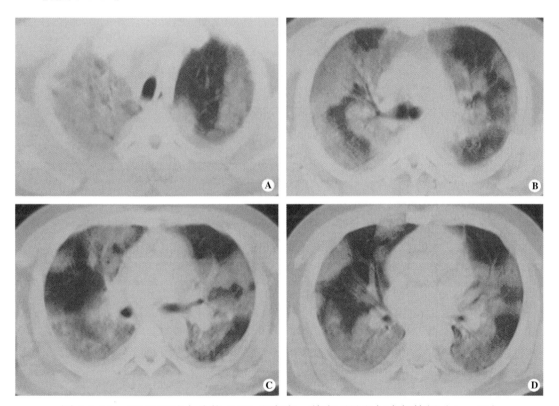

图 9-2-24 CT 示双肺大片状 GGO 和实变,其内可见空气支气管征(A ~ D)

【诊断】

甲型 H1N1 流感肺炎。

病例二十五

【病史摘要】

男性,22 岁。发热、咳嗽 6 天,咳少量白痰,伴鼻塞、流涕。在外院按"感冒"治疗,效果差，发病第 3 天咽拭子核酸阳性入院。患者智力障碍。无明确甲流患者接触史。查体：体温 38.6℃；咽部明显充血，双侧扁桃体 I 度肿大；双肺呼吸音粗，可闻及大量干、湿啰音。实验室检查，咽拭子检测：甲型流感病毒 M 基因阳性，猪 H1N1 流感病毒 NP 基因阳性，甲型 H1N1 流感病毒 HA 基因阳性。血常规：WBC 3.64×10^9/L，GR% 60.1%，LY% 25.3%。

【影像表现】

见图 9-2-25。

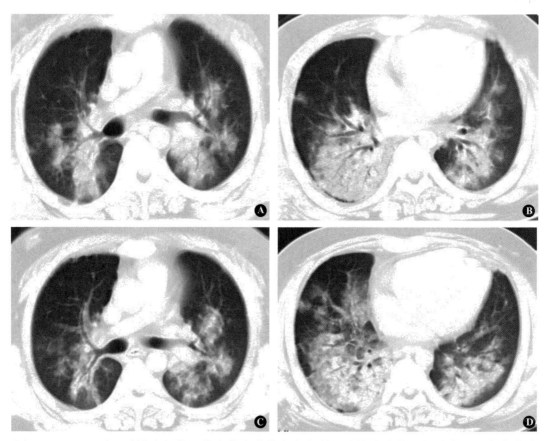

图 9-2-25　CT 示双肺沿支气管血管束分布片状高密度影，边缘尚清楚，部分病灶融合成大片状，可见支气管充气征（A～B）；治疗 6 天后复查，部分病灶吸收，右肺中叶多发高密度影，边缘模糊（C～D）

【诊断】

甲型 H1N1 流感肺炎。

病例二十六

【病史摘要】

男性，29 岁。咳嗽 7 天，发热 6 天，继之出现喘憋，咳粉红色泡沫痰。查体：体温 40℃。咽部充血，双肺湿啰音。否认甲流患者接触史。实验室检查，咽拭子检测：甲型 H1N1 流感病毒 M 基因阳性，猪 H1N1 流感病毒 NP 基因阳性，甲型 H1N1 流感病毒 HA 基因阳性。血常规：WBC $2.54×10^9$/L，GR% 75.1%，LY% 15.4%。血生化：ALT 81.3U/L，AST 166.6U/L。治疗 5 天后复查，血常规：WBC $17.89×10^9$/L，GR% 90.7%，LY% 5.5%。血气分析：pH 7.33，PCO_2 54mmHg，PO_2 85mmHg。血生化：ALT 40U/L，AST 32U/L，Cr 115.9μmol/L，UREA 16.73mmol/L。治疗 9 天后复查，血常规：WBC $7.8×10^9$/L，GR% 88.4%，LY% 8.2%。血气分析：pH 7.512，PO_2 48.8mmHg，PCO_2 32.16mmHg。肝功能：ALT 166.8IU/L，AST 270.5IU/L。

【影像与病理表现】

见图 9-2-26。

【诊断】

甲型 H1N1 流感肺炎（危重症）。

【讨论】

甲型 H1N1 流感肺炎危重症患者影像表现为双肺野多发大片状融合的实变影及支气管周围广泛分布的磨玻璃样阴影，肺内病灶进展迅速，甚至 1 日内病灶就会发生很大变化，可并发 ARDS、气胸、纵隔和皮下气肿，甚至出现腹膜后积气。

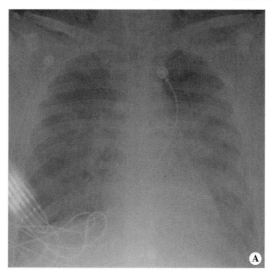

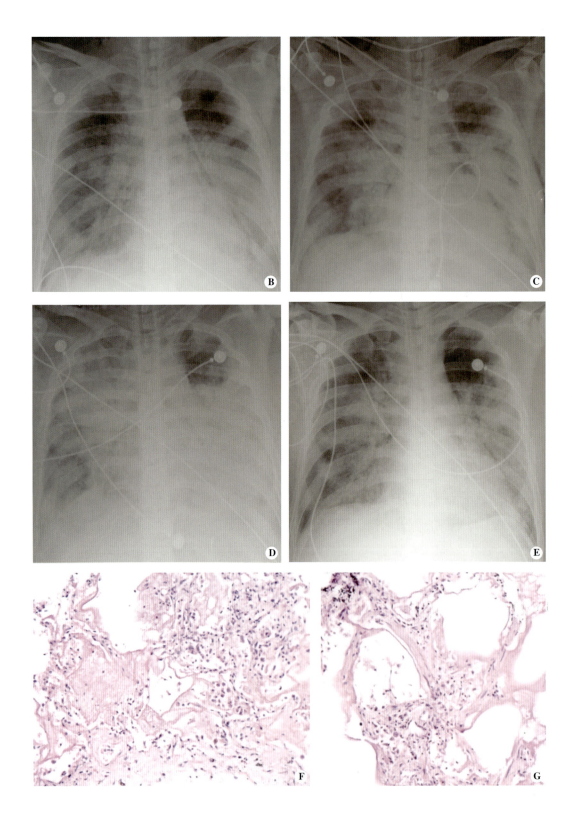

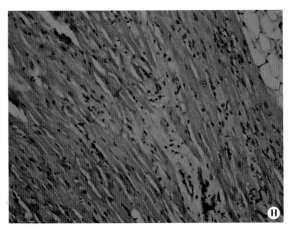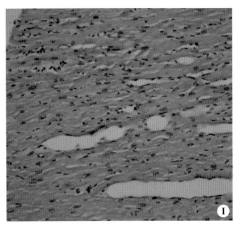

图 9-2-26　X 线胸片示双肺中下肺野多发片状模糊影，肺门影增大且模糊不清，双侧肋膈角显示不清（A）；治疗 1 天后复查，病变进展，X 线胸片示双肺中下肺野多发片状模糊影范围增大，密度增加（B）；治疗 4 天后复查，X 线胸片示双肺实变范围扩大（C）；治疗 5 天后复查，病变明显加重（D）；治疗 11 天后复查，病变明显好转，X 线胸片示双肺片絮状模糊影，肺透亮度增加（E）；病理示肺泡壁间隔增宽，肺泡壁充血；中性粒细胞、浆细胞浸润，单核细胞浸润为主；肺泡内水肿液及纤维素渗出（HE，×20）（F、G）；病理示心肌组织间隙可见较多炎性细胞（HE，×20）（H、I）

病例二十七

【病史摘要】

女性，21 岁。发热、咳嗽 9 天，伴咳嗽、咳黄痰。经抗炎治疗后症状无好转，体温波动于 38 ～ 38.7℃，伴胸闷、气短、咳黄痰。查体：体温 39.7℃，咽腔充血，扁桃体Ⅰ度肿大。双肺可闻及湿啰音，咳嗽后消失。无明确甲流患者接触史。实验室检查，咽拭子检测：甲型 H1N1 流感病毒 M 基因阳性，猪 H1N1 流感病毒 NP 基因阴性，甲型 H1N1 流感病毒 HA 基因阳性。血常规：WBC 8.64×10^9/L，GR% 76.14%，LY% 19.34%。血生化：CK 140U/L，LDH 547U/L。

【影像表现】

见图 9-2-27。

【诊断】

甲型 H1N1 流感肺炎，支气管扩张。

【讨论】

重症甲型 H1N1 流感肺炎的胸部影像表现：①多灶性或弥漫性 GGO；②多灶性

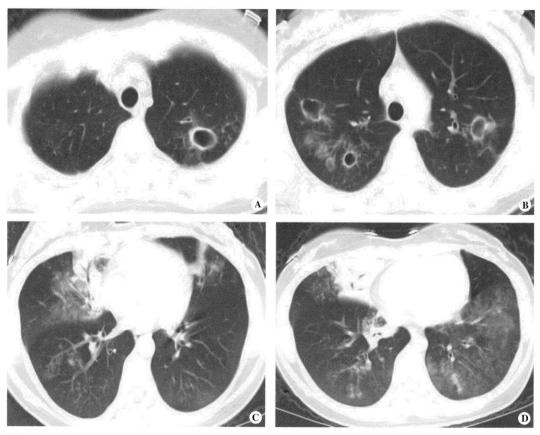

图 9-2-27 CT 示双肺上叶多发不规则薄壁空洞，周围散在斑片影，左肺上叶可见支气管管壁增厚，管腔增宽（A、B）；双肺多发实变和磨玻璃样阴影，右肺上叶内侧段实变内可见空气支气管征（C、D）

GGO 和实变影；③多灶性或弥漫性实变；④病变以分布在肺外围胸膜下或支气管血管周围为主；⑤病变发展迅速，在 1 ～ 3 日内发展成弥漫性 GGO 或实变。

病例二十八

【病史摘要】

女性，57 岁。右上腹疼痛 3 天，加重伴胸闷、气紧 2 天，意识障碍。右上腹疼痛为阵发性游走性疼痛。慢性支气管炎病史 20 余年，长期使用激素，双下肢水肿。否认高血压、糖尿病病史，但有"多食、多饮、多尿"等症状。有甲流患者接触史。查体：昏迷状，体型肥胖，全身可见多处瘀斑；球结膜高度水肿，左睑结膜出血，双侧瞳孔等大等圆，对光反射灵敏；双肺满布湿啰音，偶可闻及干啰音；脉搏 102 次 / 分，各瓣膜听诊区未闻及病理性杂音；腹围 100cm，腹部张力增高，双侧上肢肘关节以下、下肢膝关节以下凹陷性水肿。实验室检查，咽拭子检测：甲型流感病毒 M 基因阳性，猪 H1N1 流感病毒 NP 基因阳性，甲型 H1N1 流感病毒 HA 基因阳性。血常规：WBC 21.52×10^9/L，GR% 93%，HGB 139g/L，PLT 88×10^9/L。血气分析：pH 7.141，PCO_2 19.1mmHg，PO_2 60mmHg，SO_2 92%，BE−22mmol/L，K^+ 5.2mmol/L。血生化：ALB 26.7g/L，GLOB 46g/L，GLU 42.8 mmol/L，BUN 14.12mmol/L，渗透压 327mmol/ L。尿常规：尿酮体强阳性（++++），尿糖强阳性（++++）。治疗 1 天后复查，血气分析：pH 7.417，PCO_2 48mmHg，PO_2 100mmHg，BE 6mmol/L。治疗 4 天后复查，血常规：WBC 15.9×10^9/L，GR% 87.5%，HGB 117g/L，PLT 113×10^9/L。血气分析：pH 7.567，PCO_2 45.5mmHg，PO_2 74mmHg，BE 19mmol/L，HCO_3^- 41.4mmol/L，SPO_2 96%。血生化：ALT 50U/L，AST 48U/L，ALB 33.2g/L，GGT 883U/L，PA 136mg/L，GLU 12.57mmol/L，GRF 56ml/min，LACT 2.3 mmol/L。血沉 78mm/h，PT 正常，D- 二聚体阳性。痰涂片：少量阴性杆菌，未查见真菌孢子和抗酸杆菌。痰培养：鲍曼复合醋酸钙不动杆菌。治疗 6 天后复查，血常规：WBC 15.5×10^9/L，GR% 88.8%，PLT 164×10^9/L，HGB 109g/L。ALB 34.4g/L，PA 158mg/L，CRP 87.6mg/L，GLU 10.46mmol/L，HBDH 255U/L，LDH 357U/L。血气分析：pH 7.43，PCO_2 64mmHg，PO_2 67mmHg，BE 14.9mmol/L，HCO_3 41.4mmol/L，FiO_2 60%，Na^+ 144mmol/L，K^+ 3.5mmol/L。痰培养：少量革兰阴性杆菌生长。痰涂片：少量阳性球菌，查见阴性球菌；大量阴性杆菌，查见真菌孢子。D- 二聚体弱阳性（±）。胸腔穿刺引流出暗红色血性胸水 200ml。

【影像表现】

见图 9-2-28。

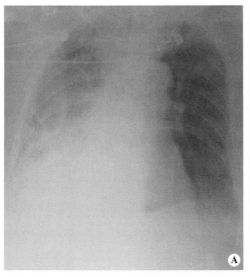
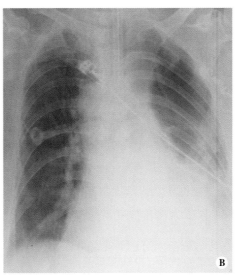

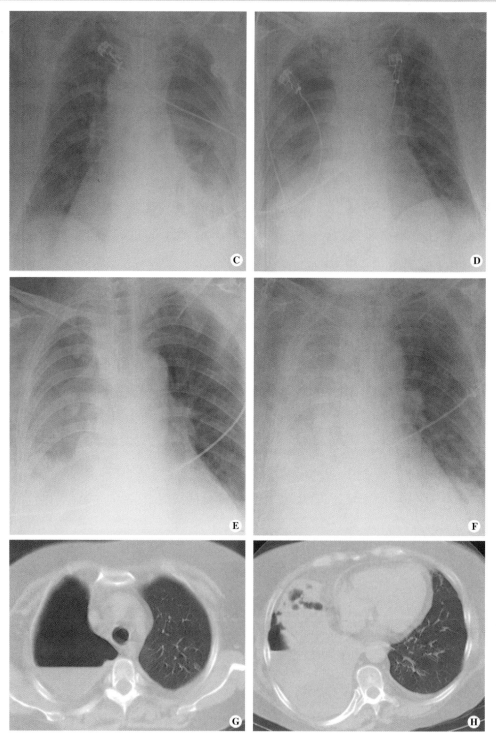

图 9-2-28　X 线胸片示右肺中下野、左下肺弥漫性实变，右侧膈肌显示不清（A）；治疗 2 天后复查，右肺透亮度增加，右肺散在分布 GGO，左肺中下野实变，左侧膈肌显示不清（B）；治疗 3 天后复查，双下肺病变进展（C）；治疗 4 天后复查，右肺实变范围扩大，右上肺可见卵圆形无肺纹理区；左肺实变范围缩小，密度减淡（D）；治疗 5 天后复查，右肺实变范围扩大，密度变浓，右上肺无肺纹理区无明显变化；左肺多发淡片影，肺纹理增强（E）；治疗 6 天后复查，右肺体积缩小，病变密度增加；左下肺多发云絮状实变，双侧膈肌显示不清（F）；治疗 6 天后复查，CT 示右肺实变，体积明显缩小，仅见少量正常肺组织，右侧气胸，并可见气液平面；左肺多发条索影，左侧少量胸腔积液（G、H）

【诊断】

甲型 H1N1 流感肺炎，右侧液气胸，左侧少量胸腔积液。

【讨论】

重症甲型 H1N1 流感肺炎最常见的特征是双侧肺外围的弥漫性 GGO 和实变，进展非常迅速，常常在 1～3 日内发展为双肺弥漫性的 GGO 或实变，并且易并发气胸、纵隔气肿等并发症。本病例表现为双肺病变缓解与加重交替进行，每日复查病变均有变化，因此甲型 H1N1 流感肺炎患者最好每日进行 X 线胸部平片或 CT 随访，以便随时了解病情进展情况、及时诊治。

病例二十九

【病史摘要】

女性，36 岁。以"发热、咳嗽 6 天"为主诉入院。6 天前出现发热，体温 39.7℃，伴咳嗽、咳血痰。在当地医院给予头孢地嗪钠、阿奇霉素、炎琥宁治疗，无好转，伴气喘，活动受限。到郑州大学第一附属医院就诊，给予加替沙星、阿糖腺苷、氨茶碱静脉滴注，患者症状加重，呼吸困难，SaO_2 下降，给予无创机械通气，并由 120 负压救护车转我院，抢救无效死亡，尸检。无明确甲流患者接触史。查体：体温 36.5℃，脉搏 120 次／分，呼吸 35 次／分，血压 120/85mmHg，神志清，精神差，端坐呼吸，咽部充血，扁桃体无肿大，呼吸急促，右中下肺、左下肺语音震颤减弱，左上中肺、右上肺呼吸音粗，左下肺呼吸音减弱，右中下肺呼吸音消失。实验室检查，咽拭子检测：甲型流感病毒 M 基因阳性，猪 H1N1 流感病毒 NP 基因阴性，甲型 H1N1 流感病毒 HA 基因阳性。血常规：WBC 5.41×10^9/L，GR% 87.84%，LY% 8.14%，RBC 3.94×10^{12}/L，HGB 112g/L，PLT 213×10^9/L。血气分析：pH 7.38，PO_2 23mmHg，PCO_2 49.8mmHg，HCO_3 29.6 mmol/L。痰培养：痰培养 3 次均无致病菌生长。ESR：60mm/h。结明三项：阴性。痰涂片未发现抗酸杆菌。

【影像与病理表现】

见图 9-2-29。

【诊断】

甲型 H1N1 流感肺炎。

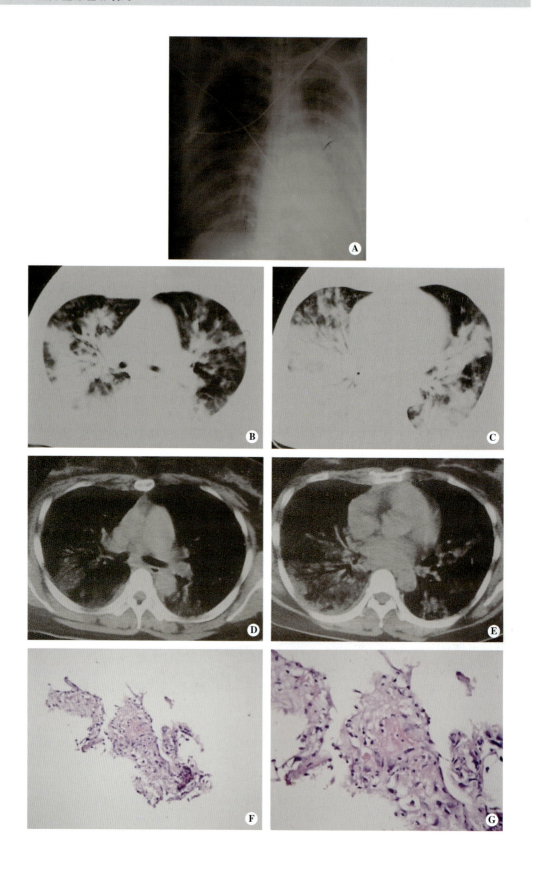

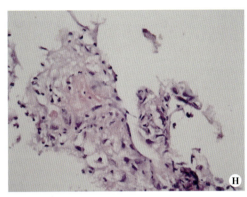

图 9-2-29　X 线胸片示左肺中下肺野实变，右肺中下肺野散在分布 GGO（A）；CT 肺窗示双肺弥漫分布结节状、小片状实变，部分病灶融合成大片状，其内可见空气支气管征；双肺散在多发结节状和斑片状 GGO，多位于胸膜下和实变病灶周围（B、C）；CT 纵隔窗示双肺实变，其内可见支气管充气征，纵隔淋巴结增大（D、E）；病理示肺间质增宽，肺泡纤维素渗出，肺间质纤维化，淋巴细胞、单核细胞和中性粒细胞浸润（F.HE，×20；G、H.HE，×40）

病 例 三 十

【病史摘要】

男性，74 岁。发热、咳嗽 4 天。查体：体温 39.4℃，脉搏 120 次 / 分，呼吸 24 次 / 分，神志不清，深昏迷状，呼之不应，双肺呼吸音低，双肺底可闻及少量湿啰音。入院后给予气管插管接呼吸机辅助通气。既往有高血压、糖尿病及慢性支气管炎病史。实验室检查，咽拭子检测：甲型 H1N1 流感病毒核酸阳性。血常规：WBC 9.51×10^9/L，GR% 80.6%，HGB 102g/L，PLT 154×10^9/L。血气分析：pH 7.3，PO_2 144mmHg，PCO_2 70mmHg，HCO_3 33.4mmol/L，BE 5.4mmol/L，SaO_2 98.8%。血生化：ALT 46.6U/L，AST 56.3U/L，TBIL 6.9μmol/L，Cr 85.6μmol/L。

【影像与病理表现】

见图 9-2-30。

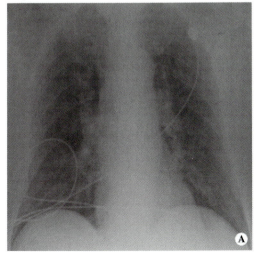
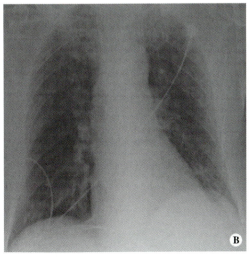

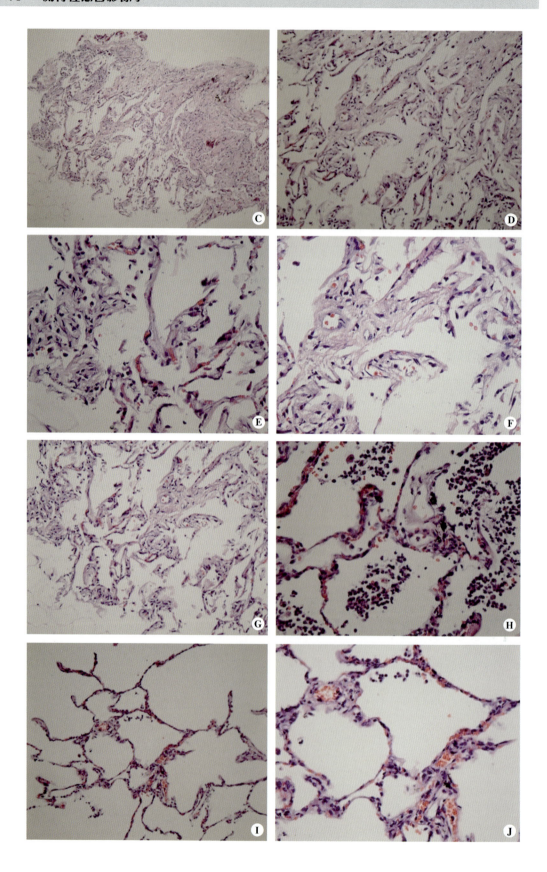

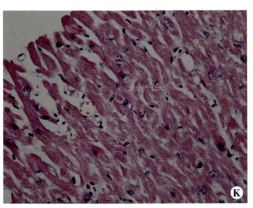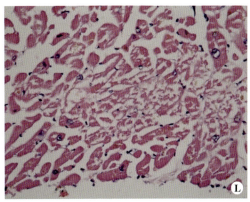

图 9-2-30　X 线胸片示双肺多发云絮状密度增高影，双侧肺门增大且模糊（A、B）；尸检病理：肺间质增宽，肺泡间隔纤维化，炎性细胞浸润，以中性粒细胞为主，单核细胞、淋巴细胞、巨噬细胞渗出（HE，×10）（C～J）；病理示心肌间质水肿，小血管扩张（HE，×40）（K、L）

【诊断】

甲型 H1N1 流感肺炎。

病例三十一

【病史摘要】

女性，53 岁。咳嗽 7 天，发热 6 天，最高体温 40℃，继之出现喘憋、咳粉红色泡沫痰。查体：咽部充血，双肺湿啰音。否认甲流患者接触史。实验室检查，咽拭子检测：甲型 H1N1 流感病毒 M 基因阳性，猪 H1N1 流感病毒 NP 基因阳性，甲型 H1N1 流感病毒 HA 基因阳性。血常规：WBC $17.89×10^9$/L，GR% 90.7%，LY% 5.5%。血气分析：pH 7.33，PCO_2 54mmHg，PO_2 85mmHg。血生化：ALT 81.3U/L，AST 166.6U/L。

【影像与病理表现】

见图 9-2-31。

【诊断】

甲型 H1N1 流感肺炎。

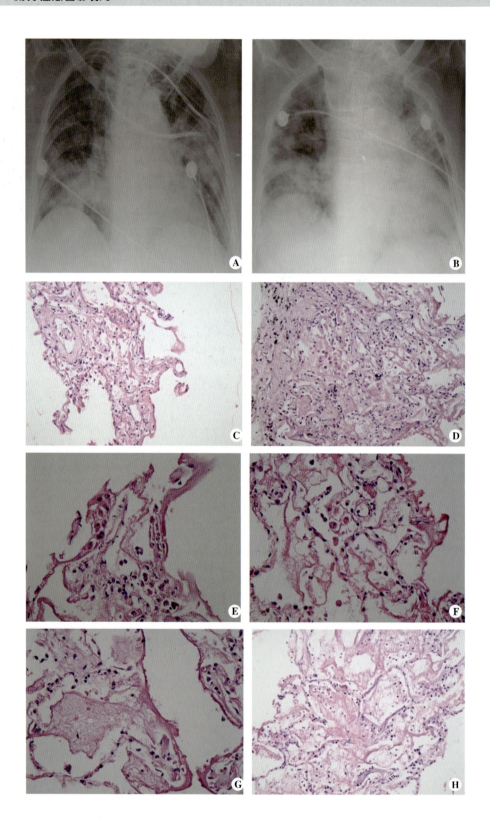

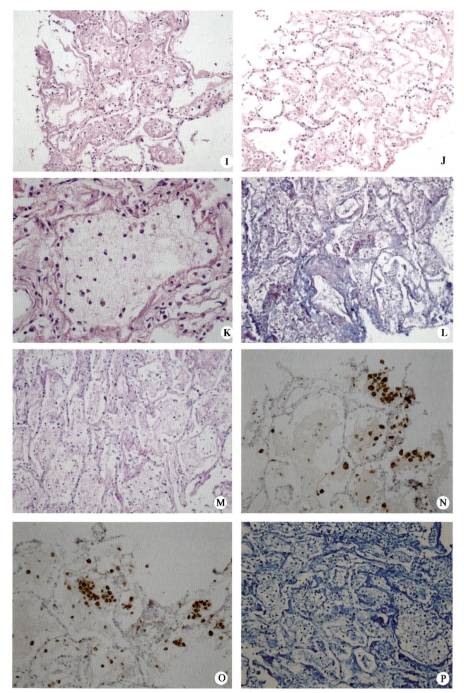

图 9-2-31　X 线胸片示双肺野可见片状密度增高阴影，以双下肺野为著，肺门影增大模糊（A）；病变进展，双肺野阴影范围扩大，密度增高，以右下肺及左肺为著，肺门增大模糊（B）；病理示肺泡壁间隔增宽，肺泡壁充血，中性粒细胞、浆细胞浸润，单核细胞浸润为主，肺泡内水肿液及纤维素渗出（HE，×20）（C）；肺泡内透明膜形成（HE，×20）（D）；肺泡上皮脱落，部分肺泡腔内纤维素渗出（HE，×40）（E）；大量肺泡内透明膜形成（HE，×40）（F）；肺泡壁血管充血（HE，×40）（G）；肺泡壁变薄，血管闭塞，肺泡内大量纤维素渗出（HE，×20）（H）；Ⅰ型上皮细胞脱落坏死后，Ⅱ型上皮细胞轻度增生（HE，×20）（I）；肺泡腔内疏松纤维素渗出（HE，×40）（J）；肺泡腔内致密纤维素渗出（HE，×40）（K）；肺泡内大量纤维素渗出，未见细菌生长（马-宋，×20）（L）；肺泡内大量纤维素渗出（PAS，×20）（M）；巨噬细胞聚集成团（HE，×20）（N、O）；大量炎性细胞浸润，未见抗酸杆菌（HE，×20）（P）

病例三十二

【病史摘要】

女性，45 岁。畏寒、发热 5 天，最高体温 39.5℃。干咳，少痰，伴胸闷、憋气，眼部不适。外院诊断"支气管炎"，予以抗炎治疗后出现胸闷、气短，随转入笔者所在医院。因呼吸衰竭死亡。否认甲型 H1N1 流感确诊患者接触史及流感样症状患者接触史。查体：体温 39℃，咽部充血。实验室检查，咽拭子检测：甲型流感病毒 M 基因阴性，猪 H1N1 流感病毒 NP 基因阳性，甲型 H1N1 流感病毒 HA 基因阳性。血常规：WBC 3.39×10^9/L，GR% 81.1%，LY% 14.5%。血气分析：pH 7.466，PCO_2 35.5mmHg，PO_2 76.0mmHg。肝功能：ALT 21.1U/L，AST 51.3U/L，UREA 3.34U/L，CREA 41.0 U/L。

【影像、大体与病理表现】

见图 9-2-32。

【诊断】

甲型 H1N1 流感（危重症）。

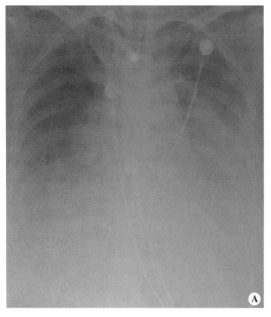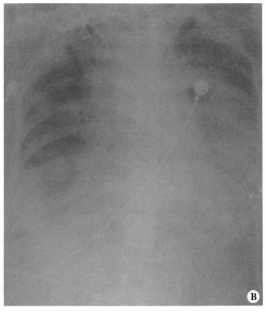

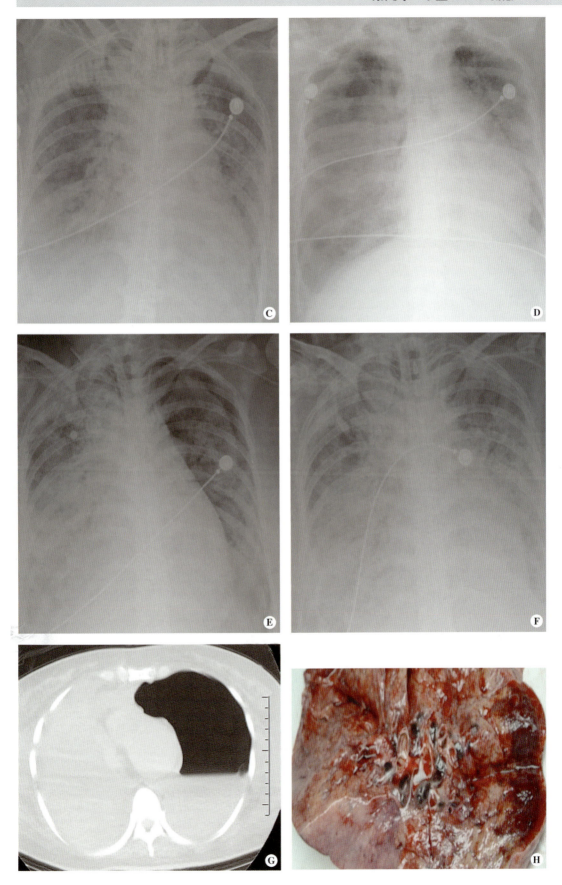

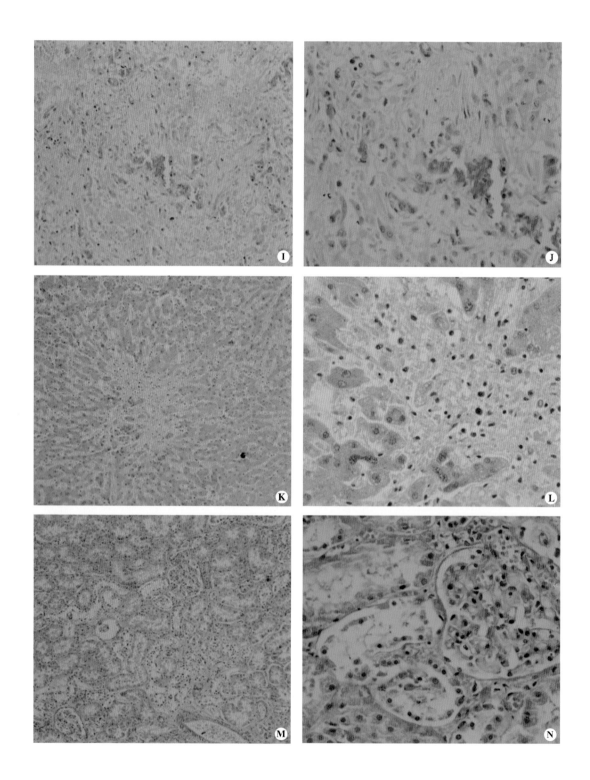

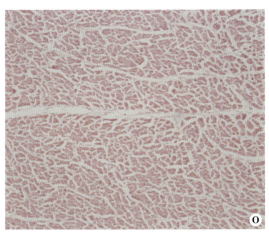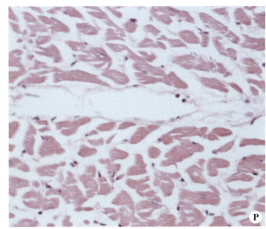

图 9-2-32　X 线胸片示双肺中下肺野大片状密度增高阴影，边缘模糊，双侧肺门和膈肌显示欠清（A）；治疗 11 天后复查，双肺病变范围扩大，密度增浓（B）；治疗 18 天后复查，双肺弥漫分布密度增高阴影（C）；治疗 32 天后复查，双上肺病灶有吸收好转（D）；治疗 33 天后复查，左肺中上肺野肺透亮度增高（E）；治疗 34 天后复查，双肺病变进展，呈"白肺"样改变（F）；治疗 37 天后患者死亡，死亡 72 小时后 CT 示纵隔向右侧移位，双侧胸腔大量积液，左侧可见气液平面（G）；患者死亡 72 小时后尸体解剖，大体标本示肺组织纤维化及斑片状出血（H）；镜下示少量肺泡细胞存在，大部分肺组织纤维化，可见较多炎性细胞，肺泡内出血（HE，×10）（I）；少量肺泡细胞存在，大部分肺组织纤维化，细支气管上皮细胞消失，可见大量炎性细胞，以巨噬细胞为主，符合坏死性支气管炎弥漫性肺泡损伤，肺泡内出血（HE，×40）（J）；肝细胞间隙可见较多的炎性细胞（K.HE，×10；L.HE，×40）；肾窦扩张，肾实质间隙见多个炎性细胞（M.HE，×10；N.HE，×40）；心肌细胞间隙见少量炎性细胞（O.HE，×10；P.HE，×40）

病例三十三

【病史摘要】

女性，22 岁。发热 6 天，气促 2 天，最高体温 39℃，伴畏寒、寒战、咳嗽、咳痰、发绀。2 天前顺产一男婴。查体：咽部充血，双肺呼吸音低，双下肺密布湿啰音。否认甲型 H1N1 流感确诊患者接触史及流感样症状患者接触史。实验室检查，血常规：WBC 14.37×10^9/L，HGB 73g/L，GR% 82%。血气分析：pH 7.38，PCO_2 33mmHg，PO_2 66mmHg。血生化：ALT 330U/L，AST 2650U/L，ALB 23.7g/L，Cr 58.9μmol/L，UREA 2.49mmol/L。入院后予以抗感染治疗，无创呼吸机辅助通气，病情逐渐加重，因呼吸衰竭死亡。

【影像、大体与病理表现】

见图 9-2-33。

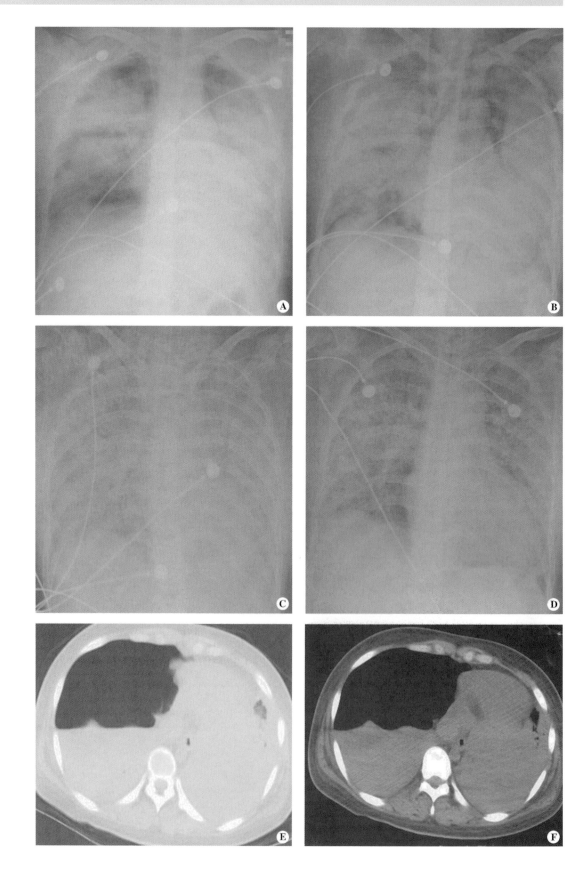

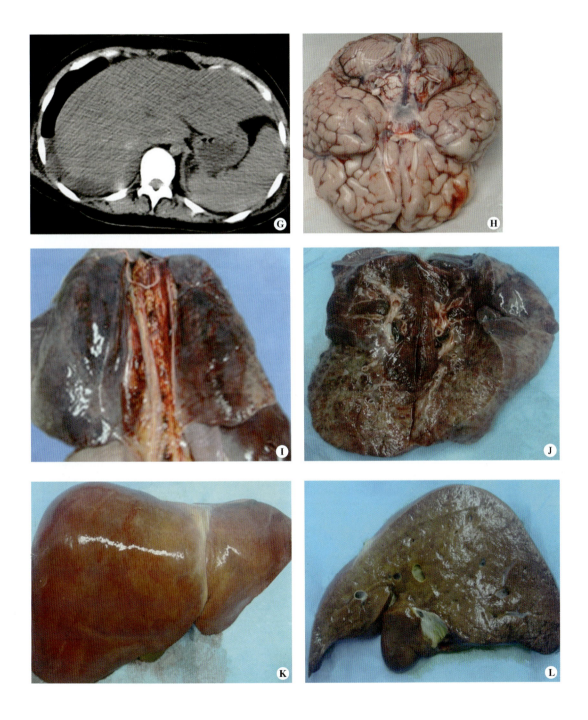

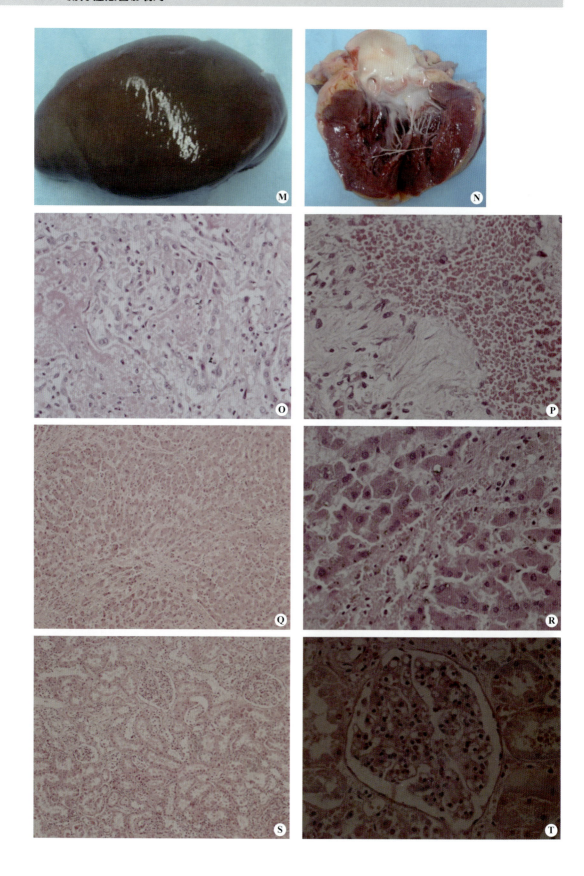

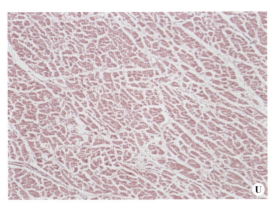
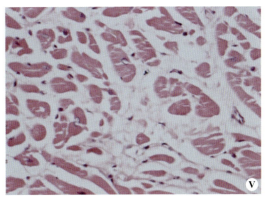

图 9-2-33　X 线胸片示双肺野大片状高密度阴影，边缘模糊，心影增大，双膈面及肋膈角模糊（A）；治疗 4 天后复查，病变进展，X 线胸片示双肺野高密度阴影范围扩大，双侧颈部及左侧胸部皮下可见条带状气体影（B）；治疗 14 天后复查，X 线胸片示双肺野仍弥漫分布高密度阴影（C）；治疗 23 天后复查，病变吸收好转，肺透亮度增加（D）；死亡后 2 小时，胸部 CT 示两侧大量胸腔积液，右侧液气胸（E、F）；腹部 CT 示肝脏密度均匀，肝脏后缘环绕液体密度影（G）；大体标本示脑组织略肿胀（H）；肺脏体积缩小，表面及切面可见黄白色渗出物，肺内广泛出血及淤血，并可见片状或索条状肺间质纤维化（I、J）；肝脏略肿胀，肝包膜紧张（K、L）；肾脏（M）；心脏（N）；镜下示少量肺泡细胞存在，大部分肺组织纤维化，细支气管上皮细胞消失，可见大量炎性细胞，以巨噬细胞为主，符合坏死性支气管炎弥漫性肺泡损伤，肺泡内出血（HE，×40）（O）；肺组织纤维化，肺泡出血（HE，×40）（P）；肝细胞间隙可见较多的炎性细胞，肝窦扩张，吞噬细胞内见大量红细胞（HE，×10）（Q）；肝细胞间隙可见较多的炎性细胞，肝细胞坏死碎片状（HE，×40）（R）；肾窦扩张，肾实质间隙见多个炎性细胞（HE，×10）（S）；肾窦扩张，肾实质间隙见多个炎性细胞（HE，×40）（T）；心肌细胞间隙见少量炎性细胞（HE，×10）（U）；心肌细胞间隙见少量炎性细胞（HE，×40）（V）

【诊断】

甲型 H1N1 流感（危重症）。

病例三十四

【病史摘要】

男性，48 岁。发热 5 天，最高体温 39℃，咳黄色黏痰，伴喘憋、胸闷。有糖尿病、慢性肾功能不全和慢性支气管炎病史。无甲流患者接触史。查体：咽部充血，扁桃体Ⅰ度肿大。实验室检查，CDC 咽拭子检测：甲型流感病毒 M 基因阳性，猪 H1N1 流感病毒 NP 基因阳性，甲型 H1N1 流感病毒 HA 基因阳性。血常规：WBC $8.1×10^9$/L，RBC $2.49×10^{12}$/L。血气分析：pH 7.13，$PaCO_2$ 41mmHg，PaO_2 60mmHg。血生化：AST 76.3U/L，ALT 13.4U/L。临床诊断：危重型甲型 H1N1 流感。死亡后尸检。

【病理表现】

见图 9-2-34。

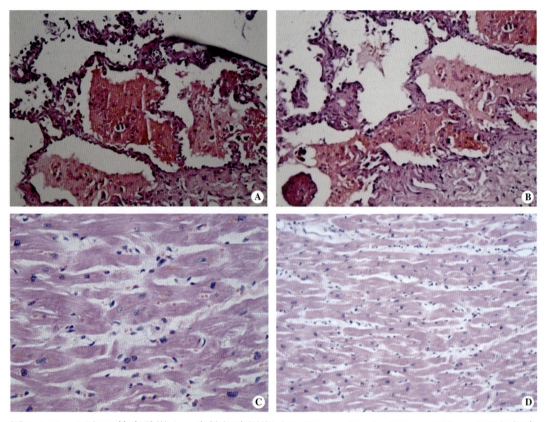

图 9-2-34　毛细血管水肿淤血，炎性细胞浸润（A. HE，×40；B. HE，×20）；心肌组织内大量炎性细胞浸润（C. HE，×40；D. HE，×20）

病例三十五

【病史摘要】

女性，53 岁。咳嗽 7 天，发热 6 天，最高体温 40℃，继之出现喘憋、咳粉红色泡沫痰。查体：咽部充血，双肺湿啰音。否认甲流患者接触史。实验室检查，咽拭子检测：甲型 H1N1 流感病毒 M 基因阳性，猪 H1N1 流感病毒 NP 基因阳性，甲型 H1N1 流感病毒 HA 基因阳性。血常规：WBC 17.89×10^9/L，GR% 90.7%，LY% 5.5%。血气分析：pH 7.33，PCO_2 54mmHg，PO_2 85mmHg。血生化：ALT 81.3U/L，AST 166.6U/L。

【影像与病理表现】

见图 9-2-35。

【诊断】

甲型 H1N1 流感，肝脏改变。

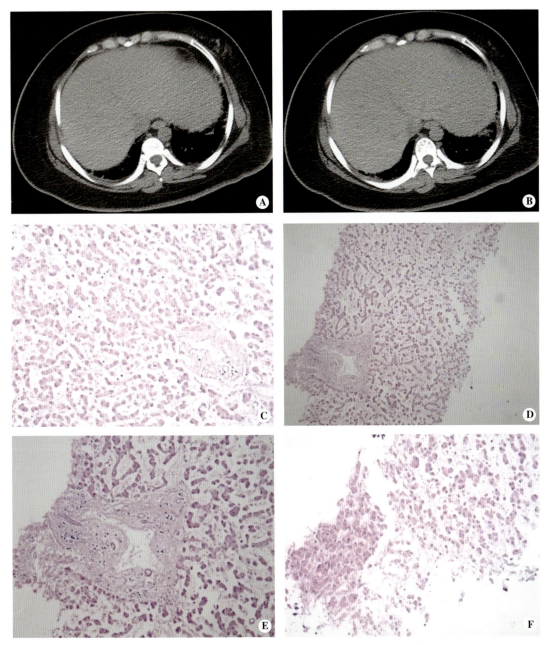

图 9-2-35　CT 示肝脏体积增大，外缘饱满（A、B）；病理示肝索解离，汇管区结构可见，未见明显肝细胞结构破坏、坏死，肝细胞核模糊，肝细胞自溶改变（C～F）

病例三十六

【病史摘要】

男性，29 岁。咳嗽 3 天，发热 2 天。查体：咽部充血，双肺湿啰音。否认甲流患者接触史。实验室检查，咽拭子检测：甲型 H1N1 流感病毒 M 基因阳性，猪 H1N1 流感病毒 NP 基因阳性，甲型 H1N1 流感病毒 HA 基因阴性。血常规：WBC 2.54×10^9/L，GR% 75.1%，LY% 15.4%。血气分析：pH 7.512，PO_2 48.8mmHg，PCO_2 32.16mmHg。血生化：ALT 166.8IU/L，AST 270.5IU/L。

【病理表现】

见图 9-2-36。

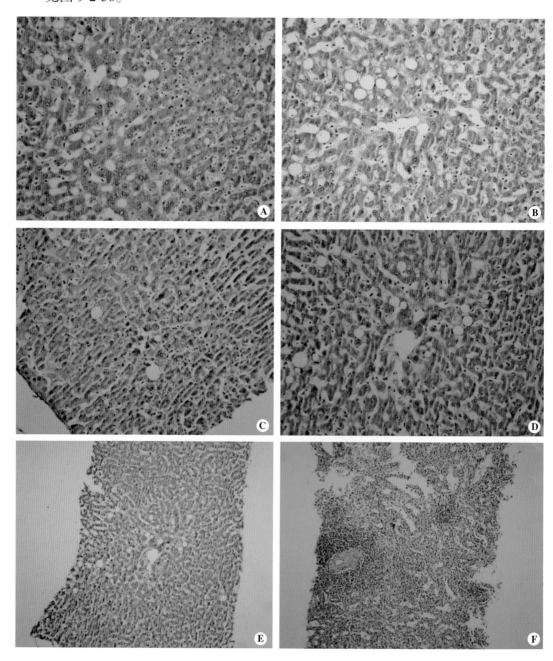

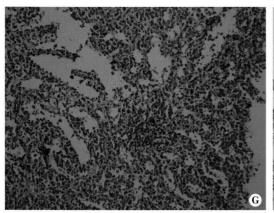
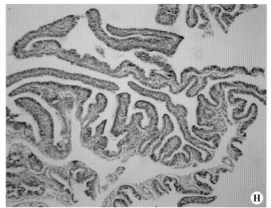

图 9-2-36　病理示肝窦扩张淤血，中央肝细胞淤胆，肝细胞大泡样脂肪变性，汇管区周围炎细胞浸润（A ~ D. HE，×10；E. HE，×20）；脾窦扩张充血，脾小体萎缩，淋巴细胞减少（F. HE，×10；G. HE，×20）；肠黏膜血管出血（HE，×10）（H）

【诊断】

甲型 H1N1 流感。

参 考 文 献

陈枫，赵大伟，文硕，等 . 2010. 重症及危重症甲型 H1N1 流感肺炎的影像表现 . 中华放射学杂志，44（2）：123 ~ 126

程华，段晓岷，彭芸，等 . 2010. 儿童重症甲型 H1N1 流感病毒性肺炎的胸部 X 线及 CT 表现 . 中华放射学杂志，44（2）：134 ~ 136

邸庆国，李勇，孙宝华，等 . 2010. 妊娠合并重症新型甲型 H1N1 流感患者的临床特点 . 中华结核和呼吸杂志，33（6）：411 ~ 414

胡粟，胡春洪，张京刚，等 . 2010. 甲型 H1N1 流感的胸部 CT 表现 . 临床放射学杂志，29（6）：765 ~ 768

李宏军，包东英，戴洁，等 . 2010. 甲型 H1N1 肺炎临床影像诊断与基础研究 . 北京医学，32（3）：169 ~ 172

李宏军，包东英，李雪琴，等 . 2010. 危重症甲型 H1N1 肺炎的影像表现及病理组织分析 . 放射学实践，25（9）：951 ~ 955

李宏军，李宁，金荣华，等 . 2010. A-H1N1 肺部感染临床影像表现与病理机制 . 放射学实践，25（1）：100，101

李宏军，李宁 . 2011. 甲型流感影像学：基础与临床 . 北京：清华大学出版社

李宏军 . 2010. 甲型 H1N1 流感影像学研究现状及相关问题 . 放射学实践，25（9）：946

李莉，李宏军 . 2014. 甲型流感肺炎的影像学表现 . 放射学实践，29（7）：760 ~ 762

马大庆 . 2011. 影像检查对肺部感染的鉴别诊断价值 . 中华放射学杂志，45（6）：517 ~ 519

潘纪成，张国桢，蔡祖龙 . 2003. 胸部 CT 鉴别诊断学 . 北京：科学技术文献出版社

施裕新，黎淑娟，周粟，等 . 甲型 H1N1 流感胸部高分辨率 CT 表现 . 中华放射学杂志，2010，44（2）：127 ~ 129

宋承平，罗宏，毕惠君 . 2014. 孕产妇甲型 H1N1 流感 12 例临床观察 . 基层医学论坛，18（z1）：3 ～ 5

谢正平，戴峰，朱西琪，等 . 2010. 甲型 H1N1 流感并发急性呼吸窘迫综合征的影像学表现分析 . 实用放射学杂志，26（11）：1571 ～ 1575

杨钧，马大庆 . 2010. 甲型 H1N1 流感并发肺炎的影像诊断 . 中华放射学杂志，44（2）：219 ～ 220

赵果城，候可可，陈勇 . 2011. 甲型 H1N1 流感肺炎胸部 CT 表现 . 四川医学，32（2）：266 ～ 267

仲建全，陈国平，彭止戈，等 . 2011. 甲型 H1N1 流感的胸部 X 线和 CT 表现 . 中国医学影像技术，27（2）：317 ～ 320

周莉，刘琴，何玉麟，等 . 2012. 甲型 H1N1 流感的 CT 征象分析 . 南昌大学学报（医学版），52（2）：52 ～ 54

周珉，郭万亮，汪健 . 2011. 儿童甲型 H1N1 流感胸部 X 线表现 . 中华放射学杂志，45（6）：530 ～ 532

朱玉春，王建良，刘丽华，等 . 2011. 6 例重症甲型 H1N1 流感的肺部 CT 影像分析 . 中国医学影像学杂志，19（2）：149 ～ 152

Abbo L，Quartin A，Morris MI，et al. 2010. Pulmonary imaging of pandemic influenza H1N1 infection: relationship between clinical presentation and disease burden on chest radiography and CT. Br J Radiol，83（992）:645 ～ 651

Agarwal PP，Cinti S，Kazerooni EA. 2009. Chest radiographic and CT findings in novel swine-origin influenza A（H1N1）virus（S-OIV）infection. AJR，193（6）:1488 ～ 1493

Ajlan AM，Quiney B，Nicolaou S，et al. 2009. Swine-origin influenza A（H1N1）viral infection: radiographic and CT findings. AJR，193（6）:1494 ～ 1499

Americo T，Gino S，Roberto C，et al. 2012. Early recognition of the 2009 pandemic influenza A（H1N1）pneumonia by chest ultrasound. Crit Care，16（1）:R30

Gerardo C，Bertozzi SM，Arantxu CM，et al. 2009. Severe respiratory disease concurrent with the circulation of H1N1 influenza. N Engl J Med，361（7）:674 ～ 679

Lee CW，Seo JB，Song JW，et al. 2009. Pulmonary complication of novel influenza A（H1N1）infection: imaging features in two patients. Korean J Radiol，10（6）:531 ～ 534

Li HJ，Cheng JL，LI N，et al. 2012. Critical influenza（H1N1）pneumonia: imaging manifestations and histopathological findings. Chin Med J（Engl），125（12）:2109 ～ 2114

Li HJ. 2013. Radiology of influenza A（H1N1）. London:Springer

Li M，Zhu JB，Chen GQ，et al. 2011. Influenza A（H1N1）pneumonia: an analysis of 63 cases by chest CT. Chin Med J（Engl），124（17）:2669 ～ 2673

PerezPR，2009. Pneumonia and respiratory failure from swine-origin influenza A（H1N1）in Mexico. N Engl J Med，361（7）:680 ～ 689

第十章 人感染 H5N1 禽流感

第一节 概　述

一、定义及流行概况

禽流感（avian influenza，bird flu）是禽流行性感冒的简称，是由禽流感病毒引起的一种传染性疾病，俗称真性鸡瘟或欧洲鸡瘟。

感染禽类的流感病毒称为禽流感病毒（avian influenza virus，AIV），AIV 属正黏病毒科甲型（A 型）流感病毒属。依据其外膜血凝素（HA）和神经氨酸酶（NA）的抗原性不同，禽流感病毒目前可分为16个H亚型（H1～H16）和9个N亚型（N1～N9）。禽流感病毒除感染禽类外，还可感染人、猪、马、水貂和海洋哺乳动物等。根据禽流感病毒对鸡毒力的不同，分为高致病性、中致病性和低/非致病性三级

人感染 H5N1 禽流感是由 H5N1 病毒所引起的一种急性呼吸道传染性疾病。由于病情重、病死率高，故称之为高致病性禽流感（highly pathogenic avian influenza，HPAI）。1997 年 5 月 5 日香港出现第 1 例 H5N1 人禽流感患者，为 3 岁儿童，因感冒发热住院，久治不愈，起病 10 天后因死于 Reye 综合征，多脏器功能衰竭。1997 年 5 月 9 日经美国 CDC 和 WHO 荷兰鹿特丹国家流感中心实验室从该 3 岁男童的气管分泌物中分离出一株 H5N1 AIV，所分离的毒株命名为 A/Hongkong/157/97，从病原学确诊为 H5N1 禽流感病毒感染，该儿童为世界首例人感染高致病性禽流感 H5N1 型病毒患者。6 个月后，先后出现 17 例聚集性感染病例，年龄 1～60 岁，从呼吸道分泌物分离出相同的 H5N1 病毒株。同年 12 月，在活鸡市场分离出 H5N1 病毒，通过大规模捕杀病鸡，人禽疫情得到控制。1997 年香港共确诊 18 例人禽流感病例，死亡 6 例。

自 1997 年香港首次发生 H5N1 型人禽流感以来，截至 2014 年 12 月 31 日，全球共报道人感染 H5N1 确诊病例 667 例，其中 393 例死亡，死亡率 58.92%。WHO 认为该疾病可能是对人类潜在威胁最大的疾病之一，引起全世界高度关注。

二、流 行 病 学

（一）传染源

患禽流感或携带禽流感病毒的鸡、鸭、鹅、鸽子等禽类，特别是鸡，是重要的传染源；野生水禽（多为隐性感染）在禽流感的自然传播中扮演了重要角色；鸟类（如燕子、石鸡、斑头雁、乌鸦、麻雀、苍鹭等）亦可作为传染源。候鸟的迁徙在禽流感的传播中发挥着重要作用。人类是否可作为传染源还需进一步证实。

（二）传播途径

1. 呼吸道传播　呼吸道传播方式包括吸入传染性飞沫和飞沫核，人感染 AIV 主要通过吸入有致病力的病毒颗粒而致病。AIV 随空气传播，人直接接触病禽或无症状感染禽类及其分泌物、排泄物及污染的环境等吸入病毒颗粒，病毒颗粒随即附着在人的上呼吸道而致病。

2. 接触传播　间接或直接接触传播是指人类通过密切接触受 H5N1 病毒感染的家禽或家畜的粪便而传染。通过直接接触或间接接触将病毒自我接种到上呼吸道、眼结膜的黏膜或皮肤伤口上。

3. 易感人群　从已发生为数不多的人禽流感病例来看，任何年龄均可被感染，12岁以下儿童所占比例较高，病情较重，无性别差异。

此外，还可通过消化道传播、皮肤损伤、眼结膜传播、气溶胶传播、血液传播、垂直传播、实验室传播、交通工具传播及医源性感染等方式传播。

三、主要临床表现

H5N1 型人禽流感主要临床表现：早期类似普通型流感，主要为发热，大多持续在 39℃以上，可伴有流涕、鼻塞、咳嗽、咽痛、头痛、肌肉酸痛和全身不适。部分患者可有恶心、腹痛、腹泻稀水样便等消化道症状。重症患者高热不退，病情发展迅速，表现为明显的肺炎，可出现急性肺损伤（ALI）、急性呼吸窘迫综合征（ARDS）、肺出血、胸腔积液、多脏器功能衰竭、DIC、休克及 Reye 综合征等多种并发症。可继发细菌感染，出现败血症，病死率高达 50% 以上。

四、影像表现

人感染 H5N1 禽流感患者由于肺部病毒的浸润，胸片及胸部 CT 主要表现为肺内以渗出为主的片状阴影，即磨玻璃样阴影及肺实变影像。重症患者肺内病变进展迅速，呈大片状磨玻璃样影及肺实变影像。病变后期为两肺弥漫性实变影。

影像学表现特点：①在发病早期上肺野可见片状密度增高影及磨玻璃样影，提示磨玻璃样影、小片状实变影是 HAI 较早出现的胸部影像表现。②人禽流感 H5N1 病毒侵犯肺组织范围呈广泛性，表现为多叶多段的两肺弥漫性、渗出性改变，病变最高峰时，两肺大部分肺野受累，表现为大片云团状密影，出现"白肺"影像表现。③病灶影像学变化迅速，首先出现在一肺野的病灶，24～48 小时内病灶可迅速扩展至右上、中、下肺野，表现为全肺叶的受累。④肺实质和肺间质受累同时存在。由于肺泡上皮坏死、脱落，肺泡含气减少，充以多种浆液、纤维素、红细胞和中性粒细胞等渗出成分，以及肺泡腔明显有透明膜形成等改变。因此，胸部影像学表现以肺泡渗出、肺实变为主。受累的渗出性病变的影像表现掩盖了肺间质。待肺泡渗出病灶部分吸收后，又可显示网格状、条片状及斑片状阴影。类似病毒性肺炎表现。⑤病灶吸收慢。患者在停止有创辅助机械通气，随后体温、呼吸、白细胞等恢复正常时，两肺仍见条片状、网格状及斑片状实变影。表明病灶迁延时间长，胸部影像学变化与临床症状及体征的不一致性，即肺部的病灶吸收滞后于临床。在成年病人中胸膜有不同程度的受累，原发病灶侧胸腔可见少量积液，双侧胸膜有肥厚粘连。吸收期见多发小叶间隔旁气肿，但未见明显肺门及纵隔淋巴结肿大征象。

第二节 典型病例

病 例 一

【病史摘要】

男性，31 岁，货车司机。于 2006 年 6 月 3 日起发热、咳嗽和气促，曾于当地诊所按"感冒"治疗。2006 年 6 月 10 日 0:30 因病情加重入院。查体：体温 39.2～40℃，心率 127 次 / 分，呼吸 32 次 / 分，血压 116/80mmHg；发育正常，营养中等，自主体位，神志呈浅昏迷；眼结膜充血、水肿，双侧瞳孔等大等圆；口唇明显发绀；叩诊左肺为实音，听诊双肺呼吸音粗，右肺呼吸音较左侧减弱。发病前第 15 天其妻子曾到某市场买过活鸡，在市场屠宰后带回家，其妻子及女儿无肺炎表现。实验室检查，血常规：WBC 4.20×10^9/L，N 0.75，L 0.24，HGB 127g/L，RBC 4.84×10^{12}/L，PLT 132×10^9/L。血气分析：pH 7.426，PaO_2 63mmHg，$PaCO_2$ 34mmHg，$SO_2\%$ 92%。血生化：GLU 7.87mmol/L，BUN 2.8mmol/L，Cr 88μmol/L，ALT 30U/L，AST 66U/L。外周血 $CD4^+T$ 淋巴细胞计 5 个 /μl。病原学检查：吸取气管分泌物，采用 QIAGEN One Step RT-PCR kit 进行逆转录 - 聚合酶链反应（RT-PCR）检测。结果回报：扩增出了 H5 及 N1 的目的片段。2 次咽拭子 H5N1 型 RNA（PCR）均阳性。提示该患者体内存在 H5N1 病毒。

【影像表现】

见图 10-2-1。

【诊断】

人感染 H5N1 禽流感肺炎。

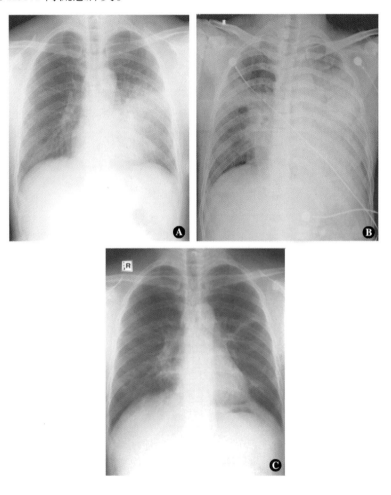

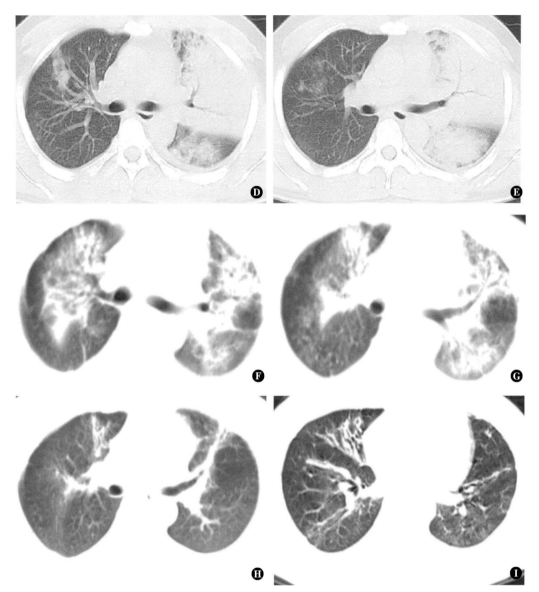

图 10-2-1　发病第 6 天，X 线胸片示左中下肺野见大片状密度增高阴影，边缘模糊，部分病灶呈磨玻璃样改变，左肺门结构不清（A）；发病第 8 天复查，病变进展迅速，左全肺野见大片密度增高阴影，呈"白肺"改变。右肺门区右中肺野及右下肺野中内带见片状密度增高影（B）；发病第 20 天复查，双肺散在少许斑点及条索状较高密度影，边缘清晰（C）；发病第 7 天，CT 示右肺上叶后段及中叶内侧段见淡薄小片状影，左肺上叶尖后段、前段见不规则小片状实变影，上叶舌段及下叶大部分肺段见大片致密实变影，内见支气管充气征，左侧胸膜腔内见中量液体（D、E）；发病第 34 天，CT 示右肺上叶尖、后段呈磨玻璃样改变；上叶前段呈斑片状实变影，内见管充气支气征。中叶体积相对缩小，也呈浓密实变影并见支气管充气征。下叶呈散在不规则斑片状影，背侧近胸膜下见细弧线影，相邻胸膜稍增厚。左肺上叶呈普遍密度增高影，内见支气管充气征，周边显示小叶间隔增厚，直达胸膜下；下叶体积偏小，纹理聚集，呈广泛实变影，内见较粗大的支气管充气征（F、G）；发病第 286 天 CT 示两肺病灶仍以纤维条索状、网格状影及磨玻璃样阴影等肺间质改变为主（H、I）

【讨论】

1997年,我国香港地区出现首例人感染H5N1亚型禽流感病毒,继而造成6人死亡。截至2014年12月31日。我国共报道人感染H5N1确诊病例40例,其中27例死亡,病死率高达67%左右。提示H5N1病毒其毒性强,病情进展快,病死率高。重视胸部影像学检查及影像学表现特点,对诊断与鉴别诊断、指导治疗等有一定价值。

经过影像学系统检查、动态观察与分析,记录到该患者的影像学表现及变化的全过程,其影像学表现特点:①在本例患者发病第7天的第1次胸片见左上中肺野大片状密度增高影;在发病第8天即第1次胸部CT扫描显示左肺尖后、前段及左下叶大片实变影,密度较高,且见支气管充气征,右上肺前段见磨玻璃样影,提示磨玻璃样影、大片状实变影仍是HCAI较早出现的胸部影像表现。②人禽流感病毒A(H5N1)侵犯肺组织范围呈广泛性,表现为多叶多段的两肺弥漫性、渗出性改变,病变高峰时,两肺大部分肺野受累,表现为大片云团状密影,出现"白肺"影像表现。③病灶影像学变化迅速,首先出现在左上、中肺野的病灶,24小时内向左下肺野蔓延,导致全肺野侵犯,随后的48小时内病灶迅速扩展至右上、中、下肺野,表现为全肺野的受累。④病灶吸收慢。本例患者在发病第35天时停止有创辅助机械通气,随后体温、呼吸、白细胞等恢复正常。发病第33天行胸部CT扫描,两肺仍见条片状、网格状及斑片状实变影,且见明显支气管充气征。随后每年进行一次胸部CT扫描检查,第5年胸部CT显示两肺间质纤维化改变,主要表现为小叶间隔增厚、胸膜下弧线影、间隔旁气肿、磨玻璃样阴影、支气管扩张及小实变影等。⑤胸膜有不同程度的受累,原发病灶侧胸腔(左胸腔)见少量积液,双侧胸膜有肥厚粘连。

人禽流感肺炎并发症的发生是导致患者死亡的直接原因,应引起临床高度重视。人感染H5N1亚型禽流感的并发症及预后:①急性呼吸窘迫综合征(ARDS)。在病变最为严重的时期出现两肺广泛实变影像,即"白肺",表明并发ARDS。本例患者出现ARDS的时间是在发病第9天,经应用有创机械正压通气及时纠正缺氧等治疗后,病情得到缓解,多脏器功能障碍综合征(MODS)得到控制。②肺部继发感染,常见绿脓杆菌、霉菌和其他细菌的继发感染。本例患者从发病后的第10天开始,在深部痰液中多次反复查到绿脓杆菌生长,尤以在发病后的第20天,白细胞明显升高,胸片显示左下肺斑片状不均匀阴影。经使用多黏菌素B等治疗,肺部继发感染得到控制。未见肺部真菌感染的发生。③肺纤维化。尽管病情稳定,各项生命体征正常,但出院前的薄层CT扫描仍显示两肺野不规则网格状影、纤维条状影及斑片状影,同时伴有局部胸膜增厚。提示肺纤维化的存在。其发生机制可能是在肺泡透明膜形成和纤维素渗出的基础上,渗出物的纤维化、机化和肺毛细血管内微血栓形成等使纤维组织和毛细血管增生，但其真正的机制和肺纤维化的动态变化有待进一步研究。④胸腔积液。本例患者在发病第 8 天即第 1 次胸部 CT 扫描显示左胸腔少量积液，发病第 33 天第 2 次胸部 CT 扫描显示胸腔积液吸收，存在局部胸膜增厚粘连征象。表明 AHI 患者胸膜可受累，亦有尸检病理报告证实。

人感染 H5N1 禽流感需与下列疾病相鉴别：

（1）SARS：人感染 H5N1 禽流感与 SARS 的肺部改变主要为实质与间质性病变，病变形态、发展与转归较为相似，二者影像学鉴别较为困难，其诊断主要依靠病原学检查和流行病史等。

SARS 是由新型冠状病毒引起的一种急性呼吸道传染病，早期影像学表现多为肺间质性改变，以磨玻璃样阴影为主；进展期仍以磨玻璃样阴影为主，大片实变影相对较少见。人感染 H5N1 禽流感病灶变化快，重症患者数天甚至仅 1 天内肺内病灶就有变化，迅速进展，从小片到大片，从上或下肺到全肺，从单侧到双侧，以及从磨玻璃样密度向肺实变密度的转变。SARS 患者肺部病灶进展相对较慢一些，部分病例病灶具有游走性特点。

人感染 H5N1 禽流感病变位于一侧或两侧肺部，上下肺野均可有病变，在重症患者，病变大部分时间表现为两肺弥漫性分布、多以双下肺为重。而 SARS 早期多为于胸膜下肺野外带，结节病灶等。

（2）A 型病毒性肺炎：单从影像学角度对 H5N1、H1N1 和 H7N9 病毒引起的肺炎鉴别尚有一定困难，主要依靠流行病学及病原学诊断。

H1N1、H5N1 及 H7N9 流感肺炎均由 A 型流感病毒引起，临床上均出现流感样症状，胸部 CT 表现为多发大小不等磨玻璃样阴影和实变影。H5N1 及 H7N9 禽流感肺炎较 H1N1 流感肺炎范围更广泛，进展快，支气管充气征常见。病变进展速度由快到慢依次是 H5N1、H7N9 及 H1N1。

H5N1 流感肺炎 CT 主要表现为两肺大片磨玻璃样阴影和实变影，分布广泛，进展快，有的病例呈游走性，吸收慢，可见明显肺间质纤维化改变，病死率 60% 左右。H7N9 以两中下肺起病，磨玻璃样阴影和肺实变影为主，变化快，吸收也较慢，病死率约为 36%。H1N1 则主要表现为多发片状磨玻璃样阴影及斑片状、大片状高密度实变影，也可见肺叶和肺段不张及胸腔积液等，病死率约为 6%。

病　例　二

【病史摘要】

女性，26 岁，妊娠 2 月余。于 2006 年 2 月 11 日开始出现发热，体温达 38.5℃以上，最高达 40℃。伴咳嗽，痰不多，病初腹泻 2 次，在当地就诊治疗。血常规：

WBC 6.1×10^9/L，GR% 74.9%，LY% 15.6%。胸片示右下肺炎。物理检查除右下肺呼吸音低外，无明显阳性体征。于发病第 7 天即 2006 年 2 月 18 日因发热持续、咳嗽加重、咳痰增多伴胸闷、呼吸困难，转上级医院。追问患者及家属流行病学史得知，于发病前 7 天即 2006 年 2 月 4 日家里出现病、死鸡，患者有明确的病、死鸡接触史。实验室检查，血常规：WBC 3.30×10^9/L，N 0.83，L 0.15。PLT 56×10^9/L。血生化：AST 90U/L，CK 74U/L，LDH 537U/L。血气分析：pH 7.426，PaO_2 25.1mmHg，$PaCO_2$ 51mmHg，HCO_3^- 19.4mmol/L，SO_2% 92%。发病第 9 天即 2006 年 2 月 20 日检测患者呼吸道分泌物（发病第 8 天采集标本），结果为 H5N1 型禽流感病毒核酸阳性，经国家平行实验室复检仍为阳性，且 H5N1 型病毒分离阳性。

患者于发病第 7 天出现呼吸困难，且病情迅速进展，第 8 天并发急性呼吸窘迫综合征（ARDS）。因单纯氧气治疗不能维持氧合，于发病第 9 天应用无创机械通气，予以持续气道正压通气（CPAP），压力 $10cmH_2O$，FiO_2 45%，SaO_2 升至 90%～93%，但患者呼吸急促、咳嗽频繁，无法继续无创通气，于当日行经鼻气管插管有创通气，第 3 天改行气管切开有创通气。

发病第 10 天患者体温一度恢复正常，但第 14 天体温再度升高达 37.5℃、外周血象升高、支气管分泌物呈黄脓性，考虑继发细菌感染，调整抗生素。发病第 16 天流产，第 18 天撤机（有创通气 10 天），第 21 天拔气管切开导管。发病第 20 天血象恢复正常，继发感染得到控制，病情逐渐进入恢复期。2006 年 3 月 23 日（发病第 40 天），根据卫生部《人禽流感诊疗方案（2005 版修订版）》出院标准，患者康复出院。

【影像表现】

见图 10-2-2。

【诊断】

人感染 H5N1 禽流感。

【讨论】

本病例的基本特点为年轻女性，接触病、死鸡后 7 天发病，以发热为首发症状，外周血白细胞不高。发病后一周内即出现肺炎，迅速进展为呼吸衰竭和多器官功能障碍。

该患者发病早期（发病第 4 天）胸片示右下肺渗出阴影，发病第 6 天胸片呈两中下肺野渗出性改变。发病第 11 天胸片改变最为严重，右肺及左中肺呈大片实变影。发病 12 天后患者氧合状况逐渐好转，但胸片及胸部 CT 改变吸收缓慢，至患者出院时胸部 CT 仍可见两肺遗留较广泛点、片状及条索状阴影。

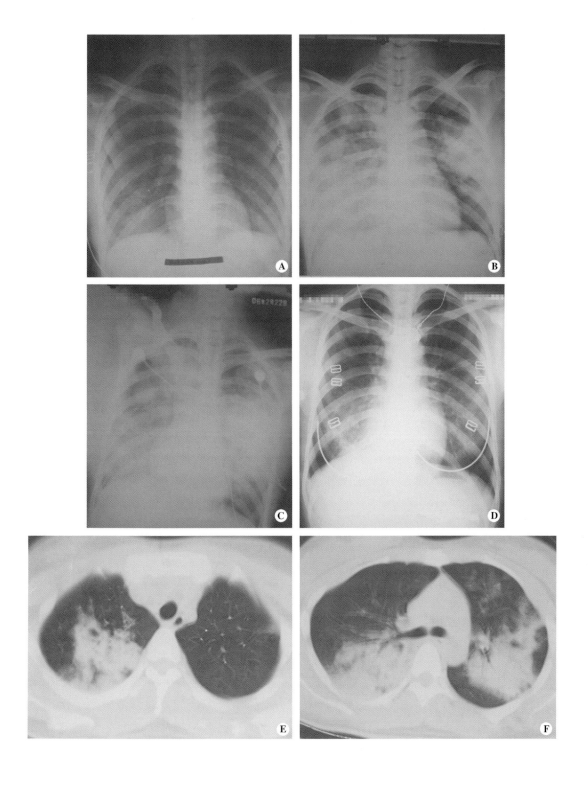

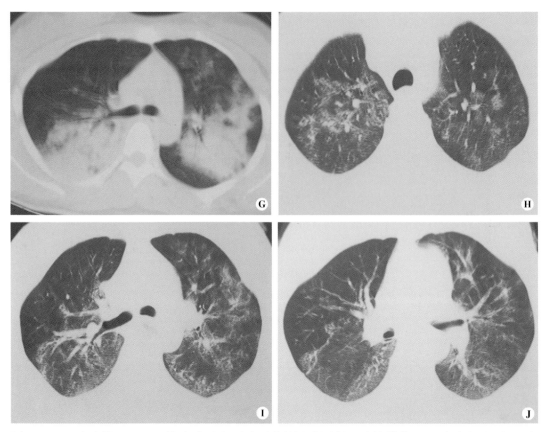

图 10-2-2 发病第 4 天,X 线胸片示右下肺野片状淡薄阴影,边缘模糊。左肺清晰(A);发病第 7 天,病变进展迅速,双肺病灶范围明显扩大。两肺呈广泛云絮状影,部分融合成大片状(B);发病第 11 天,两肺野病灶范围再次扩大,两肺呈"白肺"改变。提示病变反复,病情进展(C);发病第 72 天,双肺仍以间质性病灶为主,呈网格状影,病灶吸收明显变慢(D);发病第 7 天,CT 示两肺病灶分布广泛,均以两肺背侧为重,实变中可见充气支气管征(E~G);发病第 72 天,CT 示病灶吸收明显变淡,磨玻璃样改变中见条索状影,两肺周边部分可见小叶间隔增厚(H~J)

本病例亦有其相对特殊之处:①病情进展急骤。发病第 6 天,间隔 3 小时左右胸片即表现出明显恶化,患者随即出现呼吸困难,血气分析呈呼吸衰竭。②患者发病时妊娠 2 月余,在发病第 16 天难免出现流产,经静脉麻醉行清宫术,顺利取出完整胎儿及胎盘。③患者在发病第 12 天后,血气分析、血常规和相关血生化检查出现好转,并在发病后 20 天基本恢复正常,但胸片及胸部 CT 显示肺部实变影吸收缓慢,患者出院时血气分析正常,胸部 CT 仍有较明显的肺间质改变。

该患者是目前国内少数治愈的人禽流感患者中病情比较重的一例。其并发症也相对较少,仅在发病后第 14 天体温再度升高达 37.5℃,外周血象升高,支气管分泌物呈黄脓性,考虑继发细菌感染,调整抗生素。发病第 20 天血象恢复正常,继发感染得到控制，病情逐渐进入恢复期。出院后使用该患者的恢复期血清协同治愈了深圳一位被称为最严重的人感染 H5N1 禽流感患者。

影像学鉴别诊断：从该患者的早期胸部 CT 表现来看，两肺较对称的大片状密度增高影，边缘模糊，临床上又出现高热、咳嗽等症状，应与两肺细菌性肺炎进行鉴别。但患者有流行病学史，外周血白细胞不高，动态观察其影像学变化，两肺病灶进展快，且两肺野广泛受侵，磨玻璃样阴影及肺实变影并存，符合人禽流感肺炎的相关特征。此外，高致病性 H5N1 亚型人禽流感病毒性肺炎还应与 SARS、艾滋病并发 PCP 及人感染 H7N9 禽流感肺炎等进行鉴别。更多的鉴别诊断应依据流行病学史、病原学检测及相应的临床影像学特征综合考虑。

参 考 文 献

陆普选，周伯平，朱文科，等 . 2007. 高致病性 H5N1 亚型人禽流感病毒性肺炎的影像学表现特点 . 中国医学影像技术，23（4）：532 ~ 535

陆普选，周伯平 . 2013. 新发传染病临床影像诊断 . 北京：人民卫生出版社

陆普选，朱文科，叶如馨，等 . 2007. 成人 H5N1 亚型禽流感病毒性重症肺炎的 CT 表现与动态变化 . 中国 CT 和 MRI 杂志，5（1）：31 ~ 34

周伯平，黎毅敏，陆普选 . 2007. 人禽流感 . 北京：科学出版社

Lu PX，Wang YX，Zhou BP，et al. 2010. Radiological features of lung changes caused by avian influenza subtype A H5N1 virus: report of two severe adult cases with regular follow-up. Chin Med J（Engl），123（1）:100 ~ 104

第十一章　人感染 H7N9 禽流感

第一节　概　　述

一、定义与流行概况

人感染 H7N9 禽流感是由 H7N9 亚型禽流感病毒引起的急性呼吸道感染性疾病。自 2013 年 2 月中国长江三角洲地区首次发现人感染 H7N9 禽流感以来，截至 2014 年 12 月 31 日，共报道人感染 H7N9 禽流感确诊病例 451 例，其中 176 例死亡，病死亡率约为 39%。

二、流　行　病　学

（一）传染源

目前已经在禽类及其分泌物或排泄物分离出 H7N9 禽流感病毒，与人感染 H7N9 禽流感病毒高度同源。传染源可能为携带 H7N9 禽流感病毒的禽类。现尚无人际传播的确切证据。不排除有限的非持续性的人传人。

（二）传播途径

经呼吸道传播，也可通过密切接触感染的禽类分泌物或排泄物，或直接接触病毒感染。

（三）高危人群

在发病前 1 周内接触过禽类者，例如，从事禽类养殖、贩运、销售、宰杀、加工业等的人员。

三、主要临床表现

患者一般表现为流感样症状，如发热、咳嗽、少痰，可伴有头痛、肌肉酸痛和全身不适。重症患者病情发展迅速，多在 5 ～ 7 天出现重症肺炎，体温大多持续在39℃以上，呼吸困难，可伴有咳血痰；可快速进展为急性呼吸窘迫综合征、脓毒症、感染性休克，甚至多器官功能障碍，部分患者可出现纵隔气肿、胸腔积液等。潜伏期一般为 7 天以内。

四、实验室检查

（一）血常规

白细胞总数一般不高或降低。重症患者多有白细胞总数及淋巴细胞减少，可出现血小板降低。

（二）血生化检查

肌酸激酶、乳酸脱氢酶、天门冬氨酸氨基转移酶、丙氨酸氨基转移酶升高，C 反应蛋白升高，肌红蛋白可升高。

（三）病原学及相关检测

抗病毒治疗之前必须采集呼吸道标本送检（如鼻咽分泌物、口腔含漱液、气管吸出物或呼吸道上皮细胞）。有病原学检测条件的医疗机构应尽快检测，无病原学检测条件的医疗机构应留取标本送指定机构检测。

1.甲型流感病毒抗原筛查　呼吸道标本甲型流感病毒抗原快速检测阳性，但仅可作为初筛实验。

2.核酸检测　对患者呼吸道标本采用 PCR 检测 H7N9 禽流感病毒核酸。

3.病毒分离　从患者呼吸道标本中分离 H7N9 禽流感病毒。

4.动态检测双份血清　H7N9 禽流感病毒特异性抗体水平呈 4 倍或以上升高。

五、胸部影像学检查

人感染 H7N9 禽流感在临床上可分为无症状感染（隐性感染）、轻型感染和重型感染 3 种类型。笔者所在医院收治的 18 例患者中，轻型 1 例，患者仅有发热等流感样症状，肺部无异常；重型即重症肺炎 17 例，均符合国家卫计委关于人感染 H7N9 禽流感重症肺炎诊断标准。人感染 H7N9 禽流感重症肺炎患者表现：

1. 发病初期 病变主要位于单侧下肺叶，以呈节段性分布为主；影像表现为磨玻璃样影、小叶间隔增厚和腺泡结节影。

2. 进展期 肺内病变迅速进展，从小片状到大片实变影，从一肺叶段到多肺叶段，从单侧到双侧肺叶，从下叶到上叶，最后到全肺，24 ～ 48 小时肺内病变迅速扩散至双肺多叶，重症患者仅数小时内肺内病变就明显增多（≥ 50%）。从磨玻璃样影进展至肺实变影，原有实变影密度增加，并出现浆膜腔积液。一般患者肺部病变在 5 ～ 10天达到高峰。此期还可以表现为肺气囊改变。

3. 恢复期 在没有合并其他感染情况下，如果及时行抗病毒等治疗，肺部病变在达到高峰后开始缓慢吸收，吸收首先开始于磨玻璃样阴影、实变区及近肺门中央区。实变区密度减低至稀疏，实变的肺组织逐渐膨胀。吸收过程中明显表现出中上肺叶的病灶比下肺叶背侧、胸膜下病灶吸收得早，早期及进展过程中最早出现的病灶最晚吸收，最晚出现的病灶最早吸收的特点。表现于两肺胸膜下和（或）两下肺背段小斑片状影、纤维条索状影、网格状影及小片状磨玻璃样影等肺纤维化改变。同时还可见胸膜下间隔旁气肿及瘢痕性肺气肿、胸膜下肺大泡及局限性支气管扩张。

第 二 节　典 型 病 例

病　例　一

【病史摘要】

男性，53 岁，汉族。间断发热 13 天，呼吸困难 4 天，加重，伴意识不清 2 小时。在外院治疗无效后，于 2014 年 8 月 16 日转入笔者所在医院，经实验室检查：H7N9核酸测定阳性。中性粒细胞增高，淋巴细胞降低。γ- 谷氨酰转肽酶、乳酸脱氢酶、α- 羟丁酸脱氢酶升高。治疗期间每天 1 张床旁 DR 胸片（共 8 张床旁 DR 胸片，3 次胸部 CT 扫描）监测病情变化，经全力抢救治疗，于 2014 年 9 月 5 日痊愈出院，随后在笔者所在医院行胸部 CT 复查 2 次。

【影像表现】

见图 11-2-1。

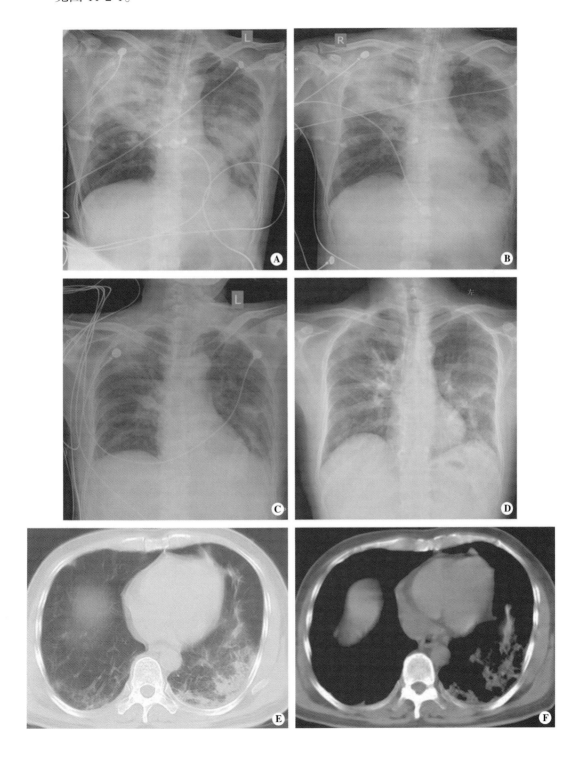

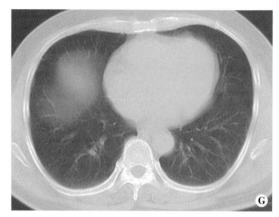

图 11-2-1　X 线胸片示右上肺及左下肺见肺实变伴磨玻璃样阴影，密度不均，边界不清，其内见支气管充气征（A）；4 天后复查，右上肺及左下肺见肺实变伴磨玻璃样阴影，密度减低，范围缩小（B）；6 天后复查，右上肺及左下肺见肺实变伴磨玻璃样阴影，密度进一步减低，范围缩小（C）；12 天后复查，右上肺及左下肺肺实变伴磨玻璃样阴影，密度进一步减低，范围缩小，部分间质纤维化（D）；36 天后 CT 复查，双肺内多处小斑片状致密影，肺外带也可见斑片状致密影，右上肺及左下肺较显著，部分间质纤维化（E、F）；5 个月后 CT 复查，双肺内多处小斑片状致密影明显减少，仅见少许纤维索条影（G）

【诊断】

人感染 H7N9 禽流感肺炎，重症肺炎，ARDS。

【讨论】

人感染 H7N9 禽流感肺炎是由 H7N9 禽流感病毒引起的急性呼吸道感染性疾病，任何年龄段均可发病，患者发病前有禽流感环境暴露史。主要临床表现为咳嗽、咳痰，伴发热，重症患者发展迅速，多在发病 3 ～ 7 天出现重症肺炎，体温大多持续在39℃以上，出现呼吸困难，常快速进展为急性呼吸窘迫综合征、脓毒症、感染性休克，甚至多器官功能障碍。

H7N9 禽流感肺炎的影像学特点表现：①病变形态主要有肺实变影、磨玻璃样阴影和间质性改变。②重症患者病变于两肺弥漫性分布，以两下肺为重。③进展迅速，进展期实变影出现或增多。④短期内肺内原磨玻璃病变中出现明显实变影，或原实变区范围扩大、密度增高。⑤具有游走性，即短期内肺内原病灶吸收变淡，而在其他部位又出现新的病灶，具有一定特征性。⑥吸收缓慢，临床治愈后仍可见肺纤维化改变。⑦临床症状与胸部 CT 表现不完全相符，病灶吸收情况相对落后，临床症状明显好转后，复查胸部 CT，肺部病变仅稍有吸收。

本病需与下列疾病相鉴别：

（1）流感病毒性肺炎：发病与流感盛行有关，进展较快，影像学表现以局限性、节段性肺泡实变为主，病变可进展为弥漫性改变，可见空气支气管征。H7N9 型禽流感病毒性肺炎 X 线表现与之相似，鉴别困难，最终确诊需依靠实验室检查。

（2）腺病毒性肺炎：儿童常见，以肺纹理增多、增粗、模糊为主要 X 线表现，病变分布广泛，有"四多三少二一致"的特征，即肺纹理、肺气肿、融合病灶及大病灶多，圆形病灶、肺大泡和胸腔积液少，影像表现与临床症状相一致。

（3）严重急性呼吸综合征：具有明确流行病学接触史，X 线表现多样，以棉絮样渗出最常见，多灶肉芽肿及假性空洞可能为其较特异性征象。

病　例　二

【病史摘要】

男性，65 岁，汉族。咳嗽，咳痰，体温明显升高，呼吸困难，呼吸急促，胸闷，气短，外院 CT 提示，两肺炎症，两侧胸腔积液。2014 年 12 月 12 日转入笔者所在医院，经实验室检查：H7N9 核酸测定阳性，中性粒细胞数正常，淋巴细胞数降低，γ - 谷氨酰转肽酶、乳酸脱氢酶、α - 羟丁酸脱氢酶升高，血清脂蛋白升高，C 反应蛋白升高，尿素胆高于极限，肌酐、胱抑素 C 升高。于笔者所在医院住院期间每天 1 张床旁 DR 胸片（共 5 张床旁 DR 胸片）监测病情变化，2014 年 12 月 16 日因多脏器功能衰竭，抢救无效死亡。

【影像表现】

见图 11-2-2。

【诊断】

人感染 H7N9 禽流感危重症，重症肺炎，ARDS，多脏器功能不全。

【讨论】

本例主要表现为两肺弥漫分布小斑片状致密影，呈磨玻璃状改变，随病变进展，病灶融合，病变范围扩大。

本病需与人感染高致病性 H5N1 禽流感、季节性流感（含甲型 H1N1 流感）、细菌性肺炎、传染性非典型肺炎（SARS）、新型冠状病毒肺炎、腺病毒肺炎、衣原体肺炎、支原体肺炎等疾病进行鉴别诊断。确诊主要依靠病原学检查。

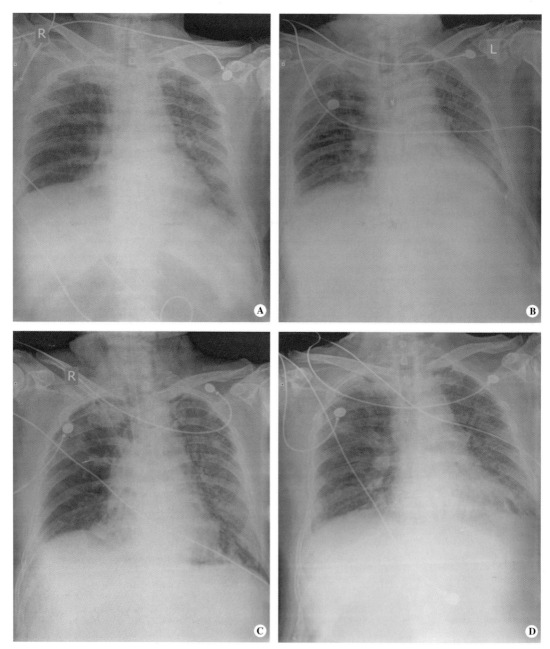

图 11-2-2　X线胸片示两肺弥漫分布小斑片状致密影，呈磨玻璃状改变（A）；1 天后复查，两肺弥漫分布小斑片状致密影，呈磨玻璃状改变，未见明显改变（B）；3 天后复查，两肺弥漫分布小斑片状致密影，呈磨玻璃状改变，部分融合，左肺及右上肺病变范围增大，密度增高（C）；4 天后复查，两肺弥漫分布小斑片状致密影，呈磨玻璃状改变，进一步加重（D）

病　例　三

【病史摘要】

男性，60 岁。因"发热 4 天，伴咳嗽 1 天"入院。查体：体温 37.6℃，双肺叩诊音清，双肺听诊呼吸音清，未闻及明显干湿啰音。实验室检查：WBC 6.19×10^9/L，GR% 77.11%，MONO% 12.4%，淋巴细胞比率 10.32%；hs-CRP 85mg/L，ESR 9mm/h。肺炎支原体血清学实验阴性。小生化血液检查未见异常。胸部 CT 回报：左肺上叶舌段大片状高密度影，密度不均，边界不清，诊断为左肺炎症。治疗 2 天后，患者仍发热，转上级医院治疗，患者持续发热，体温 37.6℃。10 天后复查床边胸片示双肺纹理增多、模糊，双肺内见多发片絮影。床边彩超示右侧胸腔、心包见液性暗区。患者血氧饱和度持续下降至 60% 左右，血压下降至 70/50mmHg 左右，当晚疾控中心工作人员给患者行咽拭子检查阳性，确诊为 H7N9 感染，转传染病医院治疗，1 周后患者死亡。患者有鸟粪、鸡粪密切接触史。

【影像表现】

见图 11-2-3。

【诊断】

人感染 H7N9 禽流感肺炎。

【讨论】

H7N9 禽流感病毒是甲型流感中的一种。2013 年 3 月底，在上海和安徽两地率先发现 3 人感染 H7N9 禽流感。人感染的 H7N9 禽流感病毒是一种新型重组病毒。人感染 H7N9 禽流感主要经呼吸道传播，接触感染该病毒的禽类是本病的高危因素。该病潜伏期一般在 7 天以内。患者一般表现为流感样症状，如发热、咳嗽、少痰，可伴有头痛、肌肉酸痛和全身不适。重症患者病情发展迅速，表现为重症肺炎，体温大多持续在 39℃ 以上，出现呼吸困难，可伴有咳血痰；可迅速进展出现急性呼吸窘迫症、纵隔气肿、脓毒症、休克、意识障碍及急性肾损伤等。胸部影像学特点一般表现为发病初期病变可位于单侧肺，随病程进展，均出现双肺受累征象。双肺多发病变呈多段、多叶分布。本病例患者有鸟粪密切接触史，开始表现为单侧肺叶炎症，随病情进展，迅速出现双肺受累，最后发展为 ARDS，最终确诊依据咽拭子检测，是 1 例典型的人感染 H7N9 禽流感病例。要注意本病与其他肺炎的鉴别诊断，与其他肺炎相比，该病无明显特征性表现或临床症状，确诊主要依据病原学检查。

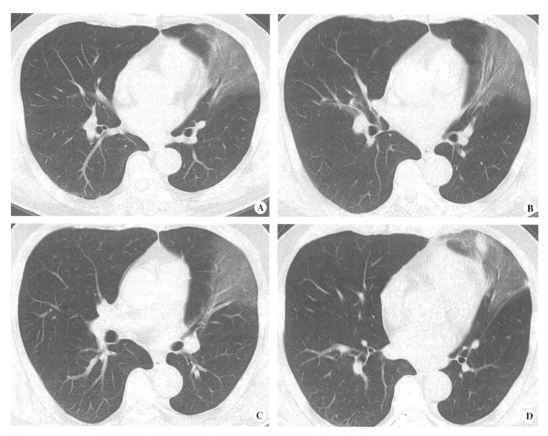

图 11-2-3　CT 示左肺上叶舌段见楔形磨玻璃样高密度影，密度不均，边界不清，其内可见空
气支气管征（A ～ D）

病　例　四

【病史摘要】

女性，20 岁。受凉后出现发热（最高 39℃），头痛，咳嗽，咳铁锈色痰，伴全身乏力 1 天。实验室检查：WBC 3.8×10^9/L。否认禽类接触史。

【影像表现】

见图 11-2-4。

【诊断】

人感染 H7N9 禽流感肺炎，重症肺炎。

【讨论】

本病例的胸部影像学表现：①发病早期胸片提示为单个肺叶性分布的 GGO，不跨越叶间裂。②病变迅速进展，分布范围增大至两肺弥漫分布，并以 GGO 为主，发展至实变影为主,内可见含气支气管影。③经积极治疗,病变逐渐吸收好转,表现为范围缩小,密度减淡,最终演变为纤维条索状、网格状及蜂窝状影。由此可见,H7N9 禽流感肺炎类似于其他病毒性肺炎,肺实质和肺间质受累同时发生,但早期肺泡内渗出较明显,掩盖了肺间质,待肺泡渗出病灶部分吸收后则显示出条索状、网格状及蜂窝状影。

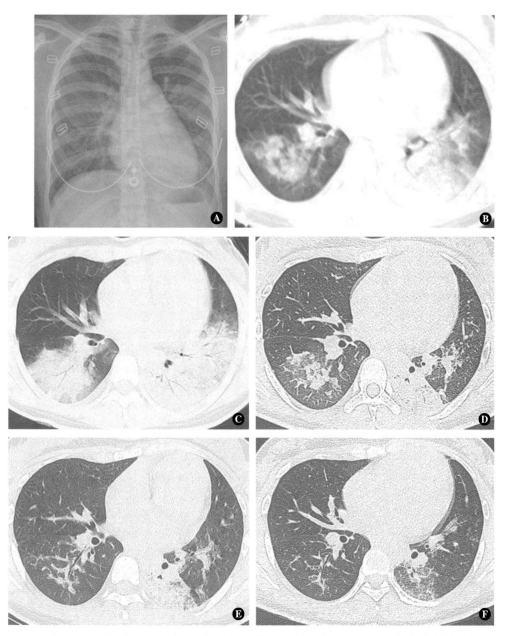

图 11-2-4　发病 1 天后,胸部正位片示两侧肺纹理增多、增粗,伴左上肺小片状磨玻璃样阴影(A);发病 3 天后行胸部 CT 检查示两肺多发斑片状及结节状实变,以下肺为主(B);发病 5 天后复查,CT 示病变进展,呈大片状实变,内可见含气支气管显影(C);经积极抗病毒治疗后于发病后第 9 天复查,两肺病变明显吸收,实变范围缩小,密度减低(D);发病后第 12 天复查,CT 示病变进一步吸收(E);发病后第 23 天复查,CT 示两肺病变以条索状及蜂窝状影为主(F)

本病例需要与细菌性肺炎、H1N1 流感肺炎进行鉴别。细菌性肺炎影像学上表现为肺纹理增多、模糊，两肺内可出现非特异性斑片状阴影，但以两下肺野及中内带较多见，临床上则往往有白细胞升高。甲型 H1N1 流感早期表现为胸膜下或支气管树周围分布的 GGO 病灶为主，本病例与之较难鉴别，鉴别诊断需依赖于病毒学检测。

病 例 五

【病史摘要】

女性，79 岁。鼻塞，流涕，发热，最高达 39℃，咳嗽、咳白色黏痰。近期否认禽类接触史。否认流感患者接触史。H7N9 核酸阳性。痰培养：鲍氏不动杆菌（++++），曲霉菌生长。有胆汁淤积性肝硬化病史。有冠心病、房颤病史 10 余年。4 月前外伤致右侧股骨颈骨折，予以内固定复位，现长期卧床。患者最终死亡。

【影像表现】

见图 11-2-5。

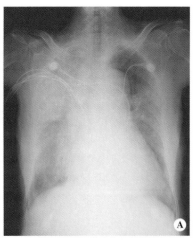

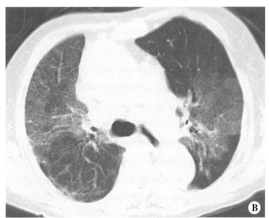

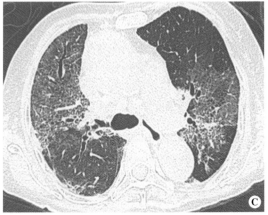

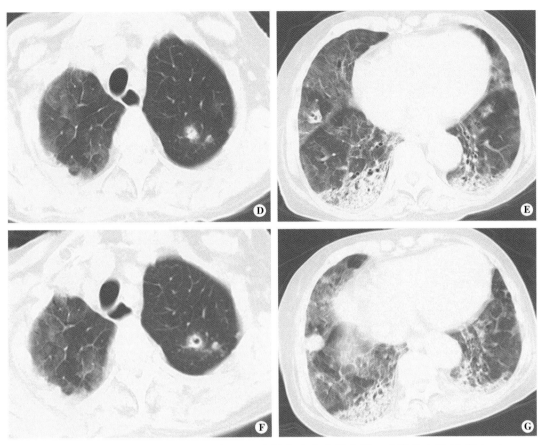

图 11-2-5　床旁胸片示两肺透亮度减低，见弥漫大片密度增高影，右肺较左肺显著（A）；CT 示两肺弥漫磨玻璃样阴影、网格影及片状密度增高影，左肺上叶及右肺中叶另见结节影，左肺上叶结节周边可见晕征（C 为 B 同层面 1mm 重建图像）（B～E）；2 天后 CT 复查，肺内病变未见好转，左上肺结节内空洞形成，仍可见结节周围晕征，右肺中叶结节明显增大（F、G）

【诊断】

人感染 H7N9 禽流感肺炎，合并肺曲霉菌、肺鲍氏不动杆菌混合感染。

【讨论】

目前较权威的文献报道提示，H7N9 肺炎易发生于年龄较大、合并基础疾病、免疫力低下的人群，最常见的 CT 表现是磨玻璃样阴影，其次为实变影、支气管充气征，以及小叶间隔增厚影，可合并胸腔积液，部分病例可见含气囊腔，病变范围较广泛，常累及 3 个甚至更多个肺叶，Qingle 等报道的一组病例未见空洞形成。本病例由于患者年龄较大，且有肝硬化，股骨、颈骨骨折，长期卧床等病史，免疫力低下，痰培养见曲霉菌生长，合并肺曲霉菌的感染，其肺内结节及空洞形成很可能是曲霉菌感染所致。另外，本病例同时合并鲍氏不动杆菌的感染，最终死亡。提示 H7N9 肺炎患者合并真菌及细菌感染的可能性，特别是在年龄大、身体基础情况差、免疫力低下的人群，为临床诊断拓宽了思路。

病 例 六

【病史摘要】

男性，67 岁。发热，咳嗽，咳少许白痰，最高体温 38.5℃。平素体检，无其它基础疾病病史。H7N9 核酸阳性。

【影像表现】

见图 11-2-6。

【诊断】

人感染 H7N9 禽流感肺炎。

【讨论】

H7N9 肺炎最常见的 CT 表现是磨玻璃样阴影，其次为实变影、支气管充气征，以及小叶间隔增厚影，可合并胸腔积液，部分病例可见含气囊腔，病变范围较广泛，常累及 3 个甚至更多个肺叶。本病在治疗过程中病情可出现反复，肺内病变可先有吸收，然后又进展，有时病情进展迅速；部分患者身体基础情况较好，病情发现较早，肺内病变可在治疗几天后明显好转，如本病例。H7N9 肺炎的 CT 表现和其他病毒性肺炎类似，没有特异性，最终诊断要依赖临床表现及实验室检查，影像学检查在指导临床治疗、监督病情进展及评估治疗疗效方面有重要作用，并对疾病的预后有一定的预估作用，Feng 等对一组 H7N9 肺炎的影像学表现进行了评分，发现评分越高死亡率越高。

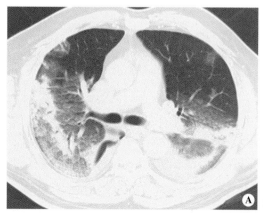
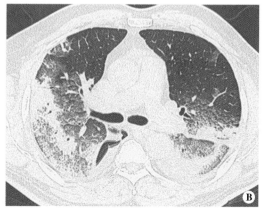

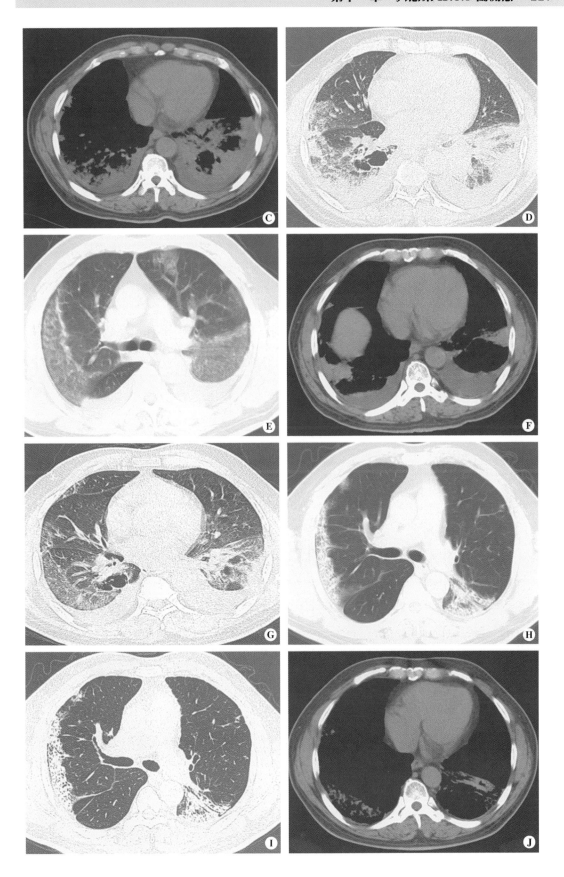

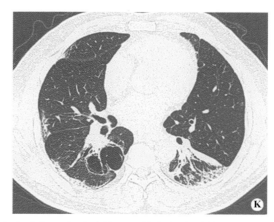

图 11-2-6　CT 示两肺多发片状、磨玻璃状及网格状密度增高影，部分病变内可见支气管充气征（B 为 A 同层面 1mm 重建图像）（A、B）；两侧少量胸腔积液（C）；右下肺内基底段一不规则含气囊腔，内见少许液平面（D）；治疗 4 天后复查，肺内病变有明显吸收（E）；两侧胸腔积液进展（F）；右下肺含气囊腔变化不明显（G）；治疗 1 个月后复查，肺内病变明显吸收，仍可见片状及网格状密度增高影，病变分布以胸膜下为主（I 为 H 同层面 1mm 重建图像）（H、I）；两侧胸腔积液完全吸收（J）；原右下肺含气囊腔变大（K）

病　例　七

【病史摘要】

男性，33 岁，厨师。以"胸闷 5 天，加重伴发热、咳嗽、咳痰 3 天"为主诉入院。5 天前患者受凉后胸闷，活动后加重，体温正常。3 天前胸闷加重，夜间不能平卧，出现发热、咳嗽、咳痰，体温 38.5℃。入院查体：患者神志恍惚，呼吸急促，心率 115 次 / 分，右肺叩诊浊音，双肺呼吸音粗，双肺干啰音，以右肺重。X 线胸片回报：两肺多发斑片影，右肺重。实验室检查：WBC 6.07×10^9/L，LY% 19.92%，CK 1431U/L，LDH 988U/L，CRP 58.8mg/L，$CD3^+CD8^+$ 36.6%，$CD3^-CD56^+$ 15.9%。

患者 2 ～ 5 天病情迅速加重，出现重症肺炎和多器官损伤，H7N9 禽流感病毒核酸阳性，符合人感染 H7N9 禽流感诊断。经抗病毒、抗炎、使用激素、机械通气呼吸支持治疗，以及多器官损伤对症治疗，病情好转，住院 10 天后拔除气管插管，连续 3 次核酸复查阴性，血常规、心肝肾功能指标基本正常，住院 28 天后出院。6 个月后，患者出现气管上段狭窄，置入气管支架。

【影像表现】

见图 11-2-7。

【诊断】

人感染 H7N9 禽流感肺炎。

【讨论】

本病例的诊断依据：①接触禽类及其分泌物、排泄物，患者病变进展迅速，发病第 5 天即出现重症肺炎，多器官功能障碍，体温持续升高；白细胞总数不高，淋巴细胞减少；H7N9 禽流感病毒核酸检测阳性。②胸片及 CT 表现为两肺多发片状阴影、磨玻璃样阴影、肺实变、空气支气管征影像，病变双下肺，尤以右肺重，进展迅速、广泛。③抗病毒、使用激素及机械通气等治疗 10 天后，肺部病变吸收好转，连续 3 次核酸复查阴性。

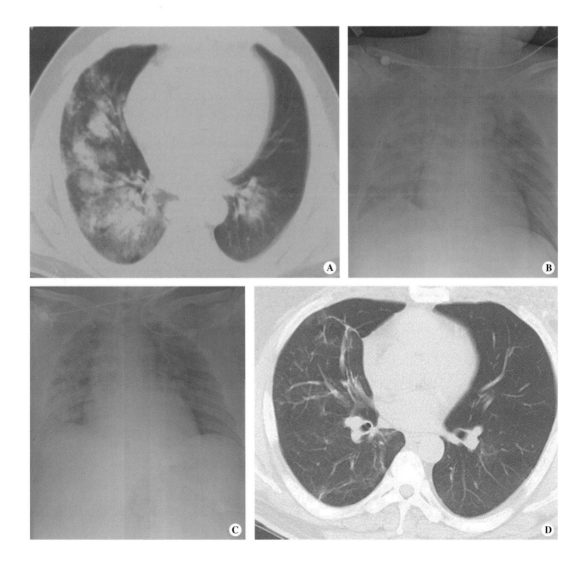

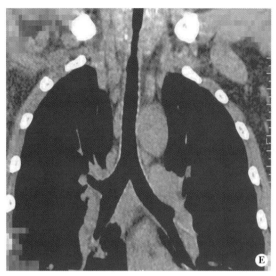
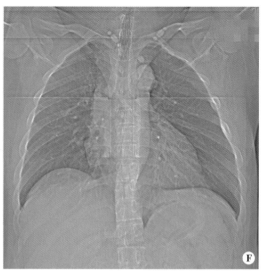

图 11-2-7　发病第 3 天，CT 示右下肺结节状、片状实变影，实变区见空气支气管征。左下肺少量结节状实变（A）；发病第 5 天，病变迅速进展，X 线胸片示两肺多发片状实变影，以右肺为重（B）；发病第 19 天，患者呼吸道症状减轻，胸片示两肺实变吸收减少（C）；发病第 2 个月，患者已痊愈出院，CT 示下肺少量纤维条索状影（D）；发病第 6 个月，患者又出现胸闷，气管 CT 冠状重建示气管上段狭窄，可能与气管插管有关（E）；置入气管支架，胸闷症状即刻缓解（F）

影像学诊断：①H7N9 病毒特异性结合的鸟唾液酸主要分布在下呼吸道（肺部），在上呼吸道不存在此病毒，人感染 H7N9 病毒后，直接引起肺炎，起病初期即有肺炎影像学表现。②发病初期：病变可位于单侧肺，右肺感染最为常见。双肺病变呈多段、多叶分布，右肺病变多见且较严重，双下肺病变重于双上肺，可能与患者的体位及支气管的解剖特点有关。影像学表现为大片实变影、小叶间隔增厚及散在磨玻璃样阴影，病灶内可见明显空气支气管征，兼有实质和间质改变。③进展期：H7N9 病毒侵犯肺组织后，人群对新病毒缺乏免疫力，H7N9 禽流感病毒感染人体后，可以诱发细胞因子风暴，导致全身炎症反应，可出现急性呼吸窘迫综合征（ARDS）、休克及多脏器功能衰竭。影像学表现为肺部病灶迅速向多肺段、多肺叶发展，由于弥漫性肺泡损伤，X 线胸片和 CT 可见两肺广泛散在分布磨玻璃样阴影及实变影，伴空气支气管征，以两下肺或右上肺感染为主。部分病例可见胸膜下线、小叶间隔增厚或胸腔积液。可见气胸形成。可有纵隔淋巴结增大。④恢复期：经过积极抗病毒、呼吸支持等治疗，肺部病变缓慢吸，病灶变小、变淡，肺透亮度增加。片状、结节状肺实质性病变吸收较快，而网格状、条索状影肺间质性病变吸收缓慢，胸膜肥厚可较长时间存在。由于气管插管的慢性刺激，可出现气管狭窄症状。

H7N9 禽流感需与下列疾病相鉴别：

（1）甲型 H1N1 流感：早期表现以支气管血管树周围或胸膜下分布的 GGO 为主，病变进展后发展为广泛的肺泡实变，病变及临床进展较为温和，只有少数危重患者发生 ARDS 死亡，人感染 H7N9 禽流感早期出现单个或多个肺段或肺叶渗出改变，病情发展迅速，快速进展为 ARDS，甚至多器官功能障碍等。确诊有赖于病毒核酸检测。

（2）严重急性呼吸综合征（SARS）：影像学表现为双肺弥漫的 GGO 及肺内广泛的实变，肺内病变进展迅速，但多位于肺周，主要累及胸膜下；间质改变较人感染 H7N9 禽流感明显，HRCT 小叶间隔增厚，呈碎铺路石样改变。

（3）细菌性感染：大叶性肺炎白细胞和中性粒细胞明星升高，一般累及单侧肺，右肺常见，少见多肺叶受累，实变期一般病灶密实，可见支气管充气征。人感染 H7N9 禽流感白细胞总数一般不高，淋巴细胞减少，迅速发展为多个肺段和肺叶实变及 ARDS 改变。由于免疫力低下、气管插管、大量激素应用，治疗过程中可出现胸部细菌性感染。

病 例 八

【病史摘要】

男性，56 岁。不明原因出现发热（最高体温 39.5℃）、咽痛、肌肉酸痛 6 天，予以抗细菌及对症治疗后症状改善不明显，并出现咳嗽、咳痰 2 天，胸闷气急、意识障碍 1 天。动脉血气分析提示呼吸性酸中毒、二氧化碳潴留。近期无禽类接触史。有胸腺瘤手术史。

【影像表现】

见图 11-2-8。

【诊断】

人感染 H7N9 禽流感肺炎，重症肺炎，II 型呼吸衰竭。

【讨论】

本例患者临床症状出现后，即按普通流感进行治疗，但未见疗效，待症状加重后才予以重视，随即积极接受抗病毒及呼吸支持治疗。首次影像学检查表现为单侧肺叶的叶段性实变影，类似于大叶性肺炎实变期表现。6 天后肺部病灶明显进展，呈两肺弥漫分布。在随后的影像学随访过程中，患者的病灶出现反复，右下肺病变略吸收后又逐渐加重，继而缓慢吸收，根据临床及实验室检查结果推测这可能是由于病变后期混合性感染的发生所引起。长期随访观察发现病灶吸收后呈现间质纤维化。

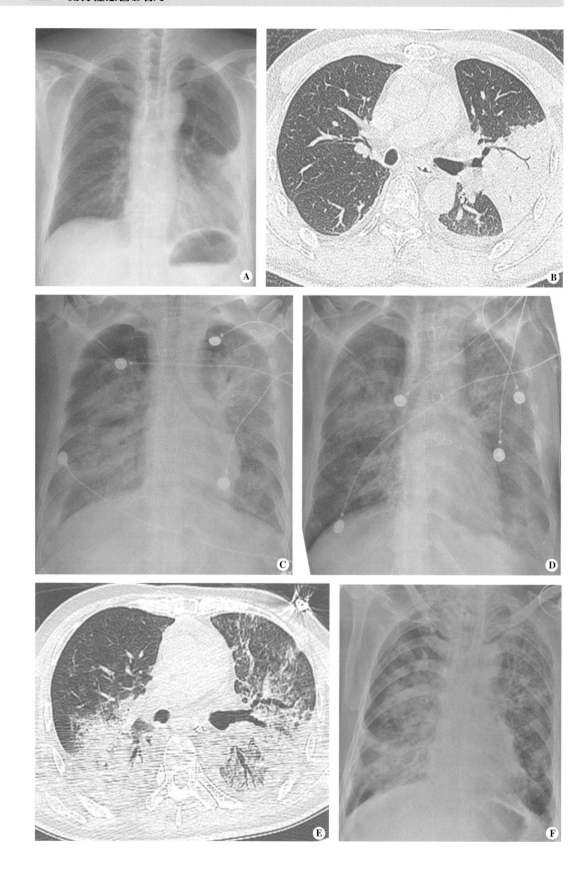

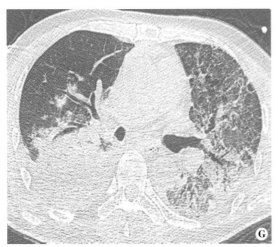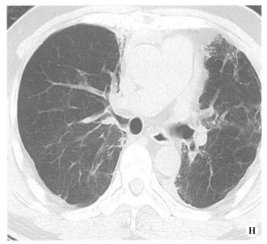

图 11-2-8 发病后第 7 天 X 线胸部正位片示左下肺野叶段性实变影（A）；CT 示实变位于左肺上叶，内可见含气支气管影（B）；发病第 13 天床边胸片示两肺弥漫片状实变伴磨玻璃样阴影（C）；发病第 18 天床边胸片示右下肺病变有吸收，左下肺病变加重（D）；发病第 28 天行 CT 复查示两肺大片实变，右下肺实变较前加重，并可见小叶间隔增厚（E）；发病第 31 天床边胸片示左肺病变较前吸收，呈网格状及蜂窝状改变（F）；发病第 32 天 CT 复查，左上肺以间质增厚为主，左下肺实变密度稍减低，但右肺实变仍较明显（G）；发病第 18 个月后行 CT 复查，两肺内残留少量纤维条索状影，提示纤维化（H）

本病例初期应主要与大叶性肺炎进行鉴别，两者影像学表现极为相似，鉴别诊断较难。但大叶性肺炎经选用抗生素治疗及对症治疗后，临床症状和体征均能得到明显改善。本病例在发病后经积极治疗，临床表现不仅没有得到缓解，反而出现加重，需引起足够重视，及早寻找病原学证据，有利于临床及时调整治疗方案。

病 例 九

【病史摘要】

男性，38 岁。于 2013 年 12 月 9 日无明显诱因出现发热，最高体温达 39.4℃，伴阵发性咳嗽，咳少许黄白色黏痰，于当地诊所就诊。2013 年 12 月 12 日因病情加重入院。胸片示左下肺大片实变影，右肺散在斑片影。治疗 1 天后，上述症状加重，查血气分析提示 I 型呼吸衰竭，遂于 12 月 13 日转至 ICU 治疗。入院查体：体温 36.1℃，脉搏 116 次 / 分，呼吸 36 次 / 分，血压 116/67mmHg。呼吸机辅助呼吸，呼之不应。双眼球结膜轻度水肿，无充血，巩膜无黄染，双侧瞳孔等大等圆，直径约为 2mm，对光反射灵敏。咽充血，双扁桃体无肿大，心脏查体无特殊表现，左侧胸部语颤减弱，无胸膜摩擦感；左下肺叩诊浊音；两肺呼吸音粗，左肺呼吸音稍弱，双肺可闻及少许细湿啰音。2013 年 11 月 20 日曾去菜市场购买并煮食鸡腿。实验室检查，血常规：WBC 3.48×10^9/L，GR% 76.1%。血生化：CK 3319U/L，LDH 882U/L，CKMB 32.5U/L，K^+ 2.83mmol/L，Na^+ 133mmol/L，肌钙蛋白、BNP 正常，CRP 26.71mg/L，ALT 136U/L，AST 470U/L，ALB 27g/L。血气分析：pH 7.48，PO_2 47mmHg，PCO_2 25.4mmHg，BE −5mmol/L。$CD4^+$ T 淋巴细胞计数 42 个 /μl。病原学检查：气管吸取物 H7N9 核酸检测阳性。

【影像表现】

见图 11-2-9。

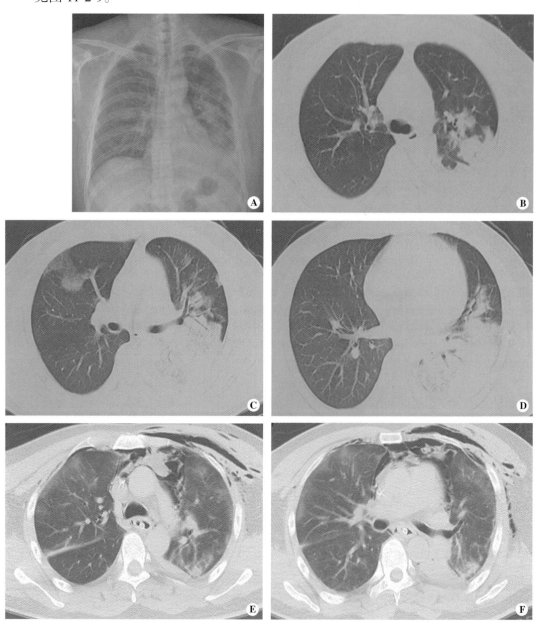

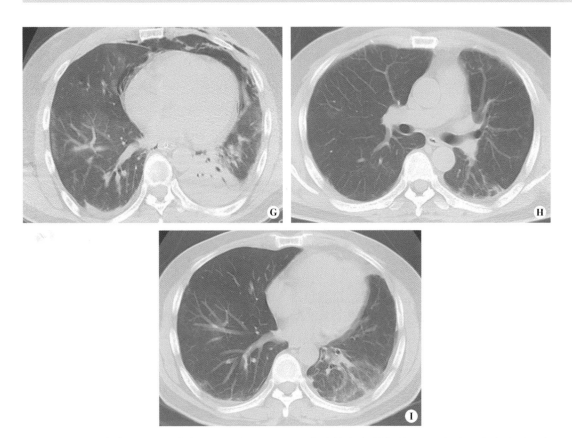

图 11-2-9　发病第 3 天，X 线胸片示左中下肺野可见大片状密度增高影，边界欠清。右中肺野见片状磨玻璃样阴影。左侧肋膈角变钝（A）；发病第 3 天胸部 CT 扫描，左上肺叶尖后段见不规则片状阴影（B）；右中叶及左上叶见斑片状磨玻璃样阴影，左下叶见大片实变影（C）；左肺下叶体积缩小，左下叶大片实变影，内见支气管充气征（D）；发病第 14 天胸部 CT 扫描，两上肺见片状磨玻璃样阴影，前纵隔及胸壁见积气（E）；右肺中叶左上肺胸膜下见磨玻璃样阴影，左下叶胸主动脉旁见片状实变影，前纵隔及左侧胸壁见积气（F）；右侧胸膜腔少量积液，左下肺大片实变影，内见支气管充气征。前纵隔及左前壁积气（G）；发病第 39 天胸部 CT 扫描，左肺下叶背段见小叶间隔增厚，局部胸膜肥厚（H）；两肺下叶背段见片状磨玻璃样阴影，以左下肺叶为著（I）

【诊断】

人感染 H7N9 禽流感肺炎。

【讨论】

本病例符合国家卫计委关于人感染 H7N9 禽流感重症肺炎诊断标准。发病早期即出现肺部实变影，且并发胸腔积液。本例患者的影像学表现特征：①发病后第 3 天，胸部 X 线平片提示左中下肺野斑片状模糊影，左侧胸膜腔积液。右中肺野见磨玻璃样阴影。同一天的胸部 CT 示右中肺叶及左上肺见斑片状磨玻璃样阴影，左下肺叶大片实变影，内见支气管充气征。②发病后第 14 天，肺部实变影有明显吸收，右上中肺及左上肺见斑片状磨玻璃样阴影，以两胸膜下为主，左下肺实变影亦较之前 CT 片有吸收。前纵隔及前胸壁积气是有创通气所致。③ 在患者发病第 39 天胸部 CT 复查，原两肺磨玻璃样阴影及左下肺实变影基本吸收，但在下肺仍见小片状磨玻璃样阴影及小叶间隔增厚等肺间质纤维化的改变，前纵隔及前胸壁积气也已吸收。

人感染 H7N9 禽流感重症肺炎主要应与 H5N1、H1N1 及 SARS 等病毒性新发传染病进行鉴别。就影像学而言，它们共同的影像学特征表现为磨玻璃样阴影和肺实变影，病变变化快、进展迅速。H7N9 早期病变以两下肺叶为主，而 H5N1、H1N1 和 SARS 的此特征表现不明显。因此，影像学鉴别诊断有一定困难，临床确诊有赖于流行病学调查和病原学检查。

病 例 十

【病史摘要】

男性，55 岁。2014 年 1 月 5 日无明显诱因出现阵发性咳嗽，咳嗽频繁，可咳出少许黄白色黏痰，血压 154/96mmHg，考虑诊断"高血压病"，予以降压治疗。2014 年 1 月 10 日病情加重入院。胸部 X 线检查回报：左下肺支气管扩张伴感染。考虑诊断"肺部感染"，收入呼吸内科住院。入院后抗感染治疗，咳嗽症状无改善。2014 年 1 月 13 日仍有发热，体温最高达 38℃，急查血气分析提示呼吸衰竭，转入 ICU 予以气管插管呼吸机辅助呼吸治疗，行床边胸片检查回报：双肺广泛感染，左下肺支气管扩张不能排除，较 2014 年 1 月 10 日明显进展。实验室检查，血常规：WBC 2.61×10^9/L，GR% 70.9%，RBC 5.0×10^{12}/L，HGB 158g/L，PLT 71×10^9/L。血气分析：pH 7.45，PO_2 50mmHg，PCO_2 24mmHg。2014 年 1 月 13 日 CDC 报告：肺泡灌洗液 H7N9 阳性。外周血 $CD4^+T$ 淋巴细胞计数 66 个 /μl。

【影像表现】

见图 11-2-10。

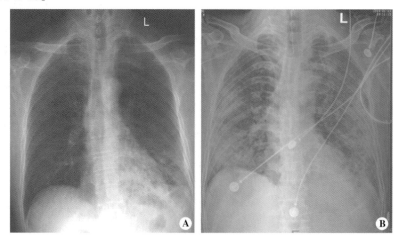

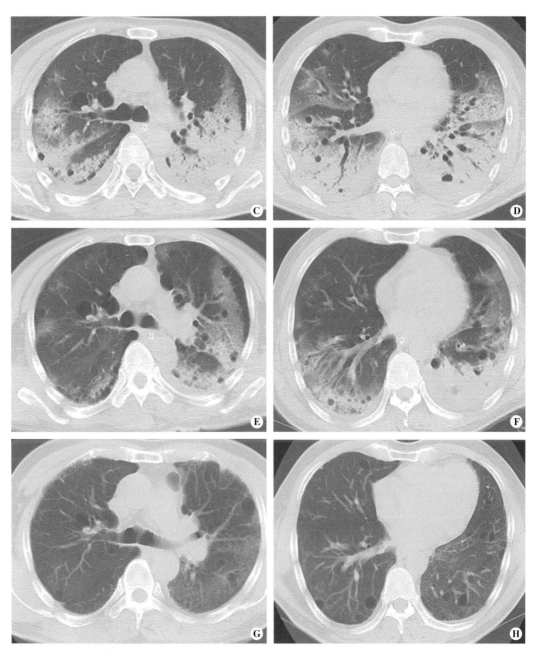

图 11-2-10　发病第 5 天，X 线胸片示左肺下野斑片状密度增高影，边缘模糊，部分病灶与心影重叠（A）；发病第 8 天，X 线胸片示两肺片状磨玻璃样阴影，两中下野见实变影（B）；发病第 9 天，胸部 CT 扫描，两下肺叶见多发大片状高密度影及磨玻璃样阴影，以左肺下叶为明显（C）；两下肺大片实变影，其内见支气管充气征，并见多发囊状透光区（D）；发病第 14 天胸部 CT 扫描，两上中肺叶见不均匀分布磨玻璃样阴影，左上肺见实变影，其间见多发无壁小透亮区（E）；两下肺见斑片状磨玻璃密度增高影，左下肺见大片实变影，分布以左胸膜下及背侧为主。左下肺病灶间见大小不等的圆形透亮影。与 5 天前胸部 CT 片比较病灶期吸收（F）；发病第 209 天，左肺仍见不均匀分布磨玻璃样阴影，左胸膜下前纵隔见肺大泡（G）；两肺下叶散在肺大泡（H）

【诊断】

人感染 H7N9 禽流感肺炎。

【讨论】

本病例的基本特点是老年男性患者，无明确的活禽接触史。以咳嗽、咳痰起病，外周血白细胞及血小板减少，血钾降低，5 天后胸部 X 线片提示左下肺感染，并反复发热，短期内进展为呼吸衰竭、全身多器官衰竭及感染性休克。

该患者发病第 5 天胸部 X 线提示左下肺感染，发病第 8 天病灶即扩展至双肺，发病第 9 天胸部 CT 提示双肺各叶均可见大片实变影及磨玻璃样阴影，其间分布多个薄壁小透亮区。提示患者病变进展非常迅速这是细菌性肺炎及常见病毒性肺炎很少见到的。

本病例影像学表现特点：①肺部病变以实变影和磨玻璃样阴影为主，较早出现磨玻璃样阴影及实变影，病变分布以双肺下叶胸膜下为主，肺部实变影内可见支气管充气征。②病变进展快、吸收缓慢，病灶最初位于一侧肺，随着病情发展迅速向双肺蔓延，双肺各个叶段均受累，患者较早出现呼吸衰竭。随着各种治疗方法的运用，患者肺部病灶逐渐吸收。肺部间质性病变较实质性病变吸收慢。

病 例 十 一

【病史摘要】

女性，39 岁。于 2014 年 1 月 15 日无明显诱因开始出现咳嗽，黄痰，1 月 17 日在当地医院治疗无好转，遂来上级医院，以"肺部感染"收入院。查体：体温 38℃，脉搏 96 次 / 分，呼吸 19 次 / 分，血压 123/73mmHg，神清，精神可，呼吸不促，查体合作。浅表淋巴结未扪及肿大，三凹征（－），咽充血，双侧扁桃体无肿大，未见脓点，口腔未见柯氏斑，胸廓无畸形，双侧呼吸动度对等，双肺呼吸音粗，右下肺湿啰音，无胸膜摩擦音。心律齐，各瓣膜听诊区未闻及杂音。腹平软，肝脾肋下未及，全腹无压痛、反跳痛，肠鸣音正常，双下肢不肿。否认其他病史，1 天前口服"头孢"时出现恶心、呕吐、右小腿皮肤瘙痒。否认接触活禽，6 天前曾进食鸡肉火锅。实验室检查，血常规：WBC 5.2×10^9/L，GR% 63%，LY% 30.1%。血气分析：pH 7.47，PCO_2 31mmHg，PO_2 67mmHg，Na^+ 134mmol/L，K^+ 2.7mmol/L，Ca^{2+} 0.91mmol/L。痰 H7N9 核酸检测阳性。

【影像表现】

见图 11-2-11。

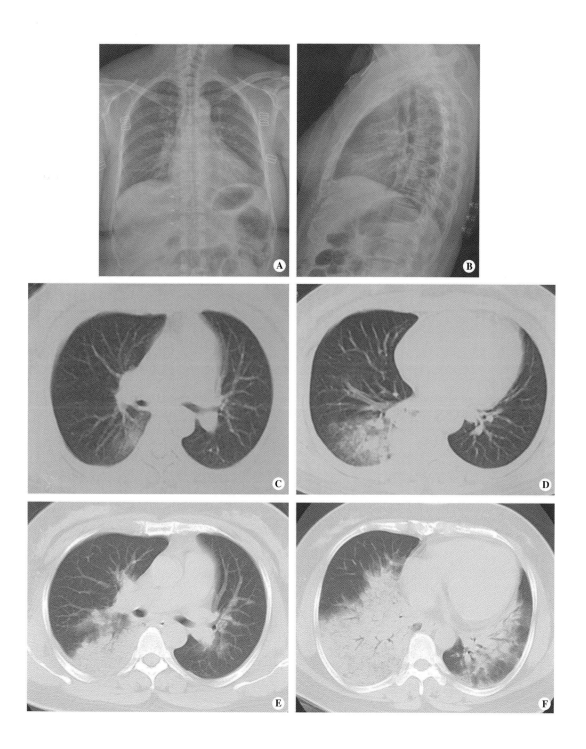

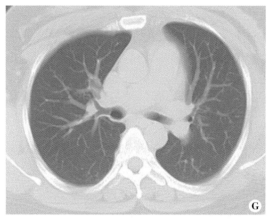
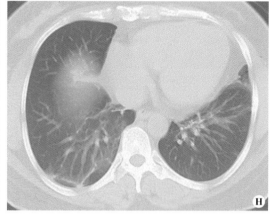

图 11-2-11　发病第 2 天，X 线正侧片示右肺下野近心膈角处似见小片状密度增高影，边缘模糊；侧片示右肺下野后膈角与胸椎重叠处似见小片状影（A、B）；发病第 3 天胸部 CT扫描，右肺下叶后基底段见片状磨玻璃样阴影（C）；右下肺叶见大片磨玻璃密度与实性密度混合影（D）；发病第 6 天，胸部 CT 扫描，右下肺后基底段见大片实变影（E）；右中下肺大片实变影，其间见支气管充气征，左下肺见片状实变影和磨玻璃样密度增高影。与3 天前胸部 CT 片比较，两肺病变明显进展（F）；发病第 31 天胸部 CT 扫描，支气管分叉层面原显示右肺下叶实变影基本吸收（G）；右下肺叶近膈顶层面及左舌叶见磨玻璃样阴影及间质纤维条影（H）

【诊断】

人感染 H7N9 禽流感肺炎。

【讨论】

本例患者的影像学表现特点：①起病后第 2 天，胸部 X 线平片提示右下肺野心膈角处即见小片状密度增高影，说明人感染 H7N9 禽流感早期即可表现为下肺野的肺部损害。病变后第 3 天，胸部CT片也进一步证实右肺下叶后基底段片状磨玻璃样阴影；并见磨玻璃密度与实性密度的混合影。②患者发病后第 6 天胸部 CT 提示两肺病灶迅速进展，右肺下叶大片实变影，右肺中叶、左肺下叶各基底段散在斑片状模糊影。72小时内病变进展大于 50%，符合人感染 H7N9 禽流感重症肺炎的诊断标准。③病变达到高峰期后，经有效治疗后病灶开始吸收，但恢复期时间比较长。该患者发病后第31 天胸部 CT 示两肺内病变大部分吸收，但仍残留散在条索状影及右肺下叶后基底段胸膜下小片状磨玻璃样阴影。

参考文献

蔡瑞萍，杜瑞宾，李添 . 2014. 人感染 H7N9 禽流感肺部影像学表现及动态变化 . 创伤与急诊电子杂志，
　 2（3）：19 ~ 22

黄湘荣，黄华，陆普选，等 . 2014. 人感染 H7N9 禽流感肺炎 CT 表现与病毒载量及 CD4$^+$T 淋细胞的相关性 . 放射学实践杂志，29（7）：751 ~ 755

黄湘荣，曾政，陆普选，等 . 2014. 12 例人感染 H7N9 禽流感肺炎的临床影像学分析 . 中国 CT 和 MRI 杂志，12（2）：8 ~ 11

李宏军 . 2014. 对于新发传染病 A（H7N9）流感的最新认识与见解 . 放射实践 . 29（7）：738 ~ 739

李莉，李宏军，赵晶，等 . 2014. 13 例人感染 H7N9 禽流感的胸部影像特点 . 放射学实践，29（7）：748 ~ 750

李云芳，李宏军 . 2014. 人感染 H7N9 禽流感病毒的胸部影像学表现 . 放射学实践 . 29（7）：745 ~ 747

陆普选，曾政，郑斐群，等 . 2014. 人感染 H7N9 禽流感病毒性重症肺炎的影像学表现及动态变化特点 . 放射学实践，29（7）：740 ~ 744

陆普选，周伯平 . 2013. 新发传染病临床影像诊断 . 北京：人民卫生出版社

汪洋，周竹萍，张英炜，等 . 2013. 人感染 H7N9 禽流感的临床与影像学特征 . 中华放射学杂志，47（9）：780 ~ 782

王乐青，施裕新，张志勇，等 . 2013. 新型重组禽流感病毒（H7N9）性肺炎的影像学初步观察 . 中华放射学杂志，47（6）：505 ~ 508

辛小燕，常莹，孙晓敏，等 . 2015. 甲型 H7N9 病毒性肺炎的胸部影像学表现 . 医学影像学杂志，47（9）：637 ~ 640

曾政，陆普选，周伯平，等 . 2014. 人感染 H7N9 禽流感病毒致重症肺炎的影像学表现 . 结核病与肺部健康杂志，3（1）：25 ~ 28

中华人民共和国国家卫生和计划生育委员会 . 2014. 人感染 H7N9 禽流感诊疗方案（2014 年版）. 中华临床感染病杂志，7（1）：1 ~ 3

周伯平，黎毅敏，陆普选 . 2007. 人禽流感 . 北京：科学出版社

Ajlan AM，Quiney B，Nicolaou S，et al. 2009. Swine-origin influenza A（H1N1）viral infection: radiographic and CT findings. AJR Am J Roentgenol，193（6）:1494 ~ 1499

Chen Y，Liang W，Yang S，et al. 2013. Human infections with the emerging avian influenza A H7N9 virus from wet market poultry: clinical analysis and characterisation of viral genome. Lancet，381（9881）:1916 ~ 1925

Feng F，Jiang Y，Yuan M，et al. 2013. Association of radiologic findings with mortality in patients with avian influenza H7N9 pneumonia. PLOS One，9（4）:e93885

Gao R，Cao B，Hu Y，et al. 2013. Human infection with a novel avian-origin influenza（H7N9）virus. N Engl J Med，368（24）:1888 ~ 1897

Song FX，Zhou J，Shi YX，et al. 2013. Bedside chest radiography of novel influenza A（H7N9）virus infections and follow-up findings after short-time treatment. Chin Med J（Engl），126（23）:4440 ~ 4443

Wang Q，Zhang Z，Shi Y，et al. 2013. Emerging H7N9 influenza A（novel reassortant avian-origin）pneumonia: radiologic findings. Radiology，268（3）:882 ~ 889

Wang XM，Hu S，Hu CH et al. 2015. Chest imaging of H7N9 subtype of human avian influenza. Radiology of Infectious Diseases，1（2）:51 ~ 56

第十二章　人感染 H5N6 禽流感

第一节　概　述

人感染 H5N6 禽流感是由 H5N6 亚型禽流感病毒引起的急性呼吸道感染性疾病。

2014 年 5 月 6 日，四川省南允市通过监测在 1 例重症肺炎病例咽拭子标本中，检测出 H5N6 禽流感病毒核酸阳性，经中国 CDC 进一步检测确定为 H5N6 禽流感病毒。该患者有病死家禽接触史，临床诊断为急性重症肺炎，经专家组全力抢救无效死亡。该病例为全球首例。

2014 年 12 月 23 日，广东省卫计委通报了广东首例、全球第二例人感染 H5N6 禽流感病例，患者丘某，男性，58 岁。于 2014 年 12 月 22 日，在综合市场买了一只活鸡后，一路淋着雨回家，随后便出现病症。2014 年 12 月 22 日，中国 CDC 对病例进一步复核，检测结果为甲型 H5N6 禽流感病毒核酸阳性。2014 年 12 月 23 日，国家卫计委组织专家进行会诊和研判，结合病例的临床表现、实验室检测结果，以及流行病学史，诊断该病例为人感染 H5N6 禽流感病例。经过广州定点医院专家组 1 个多月的积极治疗已解除隔离，目前患者病情稳定，逐渐康复，将于近日出院。

人感染 H5N6 禽流感的症状与人感染 H5N1、H7N9 禽流感差不多，发病后表现为重症的肺炎，起病急，病程早期均有发热（38℃以上）、咳嗽等呼吸道感染症状。起病 5～7 天出现呼吸困难等重症肺炎相关表现，并进行性加重。抗病毒药如达菲（磷酸奥司他韦胶囊）对 H5N6 是有效的。

H5N6 禽流感病毒属正黏病毒科，为负链分节段 RNA 病毒，与 H5N1、H7N9 禽流感病毒均属于禽流感病毒的一种。2014 年 8 月 28 日，黑龙江省哈尔滨市双城区的鹅出现疑似禽流感症状，发病 20 550 只，死亡 17 790 只。经国家禽流感参考实验室确诊为 H5N6 亚型高致病性禽流感。截至 2014 年 12 月 31 日，全国共发生 25 起禽感染 H5N6，涉及黑龙江、浙江、湖北、广西、安徽、重庆、贵州、西藏、广东、湖南、河北、福建、云南（部分样品源自农场，部分样品采自活禽市场或是环境样品）。

第二节 典型病例

病 例 一

【病史摘要】

男性，50 岁，因"发热、咳嗽 8 天，呼吸困难、血痰 1 天"于 2014 年 4 月 21 日入院。入院前 8 天（即 2014 年 4 月 13 日）患者开始出现畏寒、发热（具体体温不详），伴有全身酸痛、流涕，于当地诊所口服"感冒冲剂"等药物治疗，患者病情无明显好转。于 2014 年 4 月 18 日开始咳嗽、畏寒、发热、全身酸痛、头痛等症状明显加重，伴有明显纳差、乏力，诊所给予"复方氨林巴比妥注射液、地塞米松"等治疗仍无好转。2014 年 4 月 19 日出现腹部不适，并逐渐出现呼吸困难、活动后气促、咳少量血痰，2014 年 4 月 20 日行胸片检查提示左肺大片实变影、右上肺结节斑片状影。2014 年 4 月 21 日南允市 CDC 检测病毒核酸 H5N6 阳性。于 2014 年 4 月 22 日抢救无效死亡。入院后查体：体温 37.3℃，脉搏 96 次 / 分，呼吸 30 次 / 分，血压 106/74mmHg，急性面容，神志清楚，精神状态较差，左肺叩诊浊音，可闻及少量散在细湿啰音，右肺叩诊清音，呼吸音清晰，未闻及干湿啰音，余无特殊阳性体征。患者为当地农民，长期从事家禽（鸡、鸭）贩卖、养殖，近期有家禽死亡，且患者曾食用死禽。实验室检查，血常规：WBC 1.48×10^9/L，GR% 82.4%，LY% 12.8%。动脉血气分析：PO_2 55.0mmHg，PCO_2 34.0mmHg，SaO_2 91.0%。CRP 252.00mg/L，PCT 3.600ng/ml；血生化：AST 84.4U/L，Cr 70.8μmol/L。2014 年 5 月 6 日经中国 CDC 进一步检测确定为 H5N6 禽流感病毒感染。

【影像表现】

见图 12-1-1。

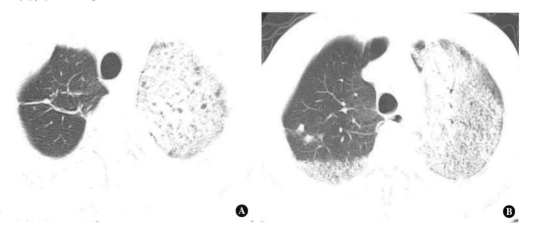

Ⓐ   Ⓑ

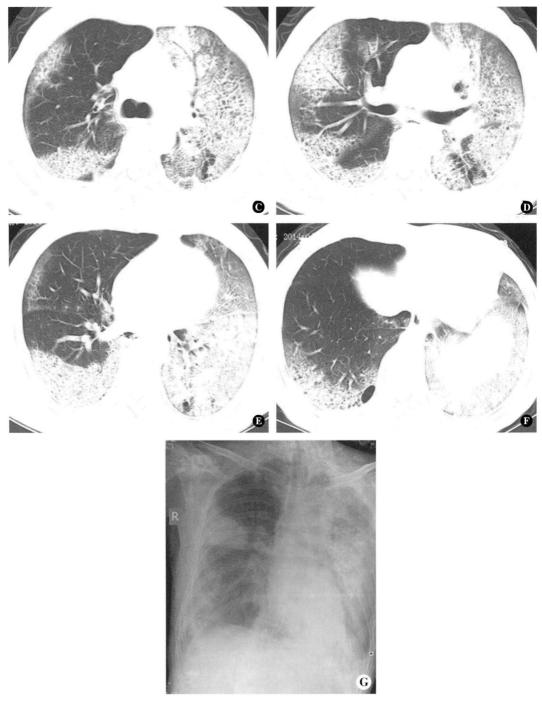

图 12-2-1　发病第 8 天，胸部 CT 左上肺见大片状密度增高影，右上肺见条索状影（A）；左上肺大片状密度增高影，伴上肺尖后段片状密度增高影（B）；支气管分叉层面见左上肺大片密度增高影，右上叶胸膜下见条带状密度增高影（C）；隆突下层面见左肺实变影，右上中叶及右下叶后基底段中外带见片状实变影（D）；右下肺静脉层面，左肺及右下肺大片实变影，右中叶胸膜下及右舌叶见磨玻璃样阴影（E）；膈顶层面，右下叶后基底段胸膜下及左下叶见实变影，右肺下叶后段胸膜下见一直经 1.5cm 的肺大泡（F）；发病第 9 天，床旁胸片示左肺及右上肺野大片实变影，右中下肺野见大片磨玻璃样阴影（G）

【诊断】

人感染 H5N6 禽流感肺炎。

【讨论】

本例患者是人感染 H5N6 禽流感全球首例感染者，起病急，进展快。本病例临床特点：①有明显的流行病学接触史：患者为当地农民，长期从事家禽（鸡、鸭）贩卖、养殖，近期有家禽死亡，且患者曾食用死禽。②起病时有流感样症状：包括出现发热、咳嗽、呼吸困难伴血痰等。③起病急、进展快：患者在发病第 7 天即出现呼吸困难等重症肺炎相关表现，并进行性加重，最后进展为 ARDS 而致死亡。

影像学特点：①从发病第 8 天的胸部 CT 观察，肺部的病变仍是肺实变和磨玻璃样阴影，而且是多叶、多段的肺组织受侵，皮质外带受损明显。②发病第 9 天床旁胸片显示右肺病灶有进展，实变影及磨玻璃样阴影范围增大，出现 ARDS。同时左侧胸膜腔见少量积液，提示病情进展。

病情进展快、病变范围广是 A 型流感病肺炎较共同的特征，该例人感染 H5N6 禽流感肺炎病例属全球首例报告，鉴于所掌握的临床影像学资料较少，通过胸部 CT 鉴别诊断，区别与 H7N9、H5N1 及 H5N6 等 A 型病毒肺炎有相当大的困难。明确诊断还主要依据流行病学史及病原学的检测。

病　例　二

【病史摘要】

男性，59 岁。因"发热 14 天，气促 9 天"入笔者所在医院。入院 14 天前患者出现发热，体温波动在 39 ～ 40℃，伴畏寒，自服氨酚伪麻美芬片治疗，无明显改善。无咳嗽、咳痰，无咯血，无胸闷、胸痛。入笔者所在医院 8 天前（发病第 6 天）患者症状加重，到当地医院治疗，考虑细菌感染，予抗感染治疗（具体不详），疗效不佳，于当地医院住院后查胸片提示双肺多发感染。实验室检查，血常规：WBC 6.6×10^9/L，GR% 91.6%，LY% 5%。PCT 1.21ng/ml；予头孢他啶、盐酸莫西沙星片抗感染，无创呼吸机辅助通气。入院 6 天前（发病第 8 天）患者气促加重，SPO_2 50% ～ 70%，行气管插管呼吸辅助通气，此时行咽拭子 H5 亚型禽流感病毒检测阳性，粪便检出真菌（++++）、痰真菌（+），考虑"高致病性禽流感、重症肺炎"。并予亚胺培南、磷酸奥司他韦、甲泼尼龙琥珀酸钠治疗，效果欠佳。患者 1 年前确诊结肠癌，当年在外院行乙状结肠癌切除术，术后化疗 4 次；2 个月前在外院复查未见肿瘤复发。30 多年前曾有"肺结核"病史，已治愈。查体：体温 36.6℃，SpO_2 95%，气管插管接呼吸机辅助通气。触诊语颤减弱，双肺叩诊呈浊音，听诊双肺呼吸音弱，双下肺可闻及湿啰音。患者入院前14天去菜市场购买活禽，其内有禽类宰杀处。

【影像表现】

见图12-2-2。

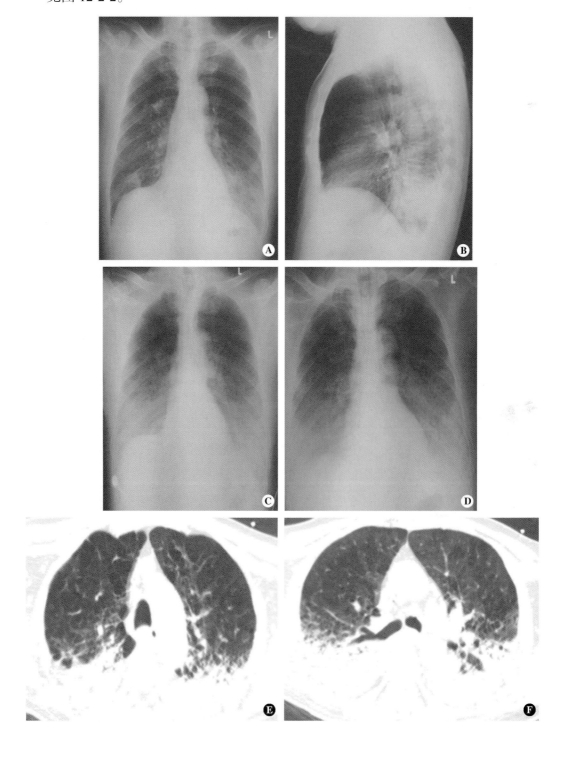

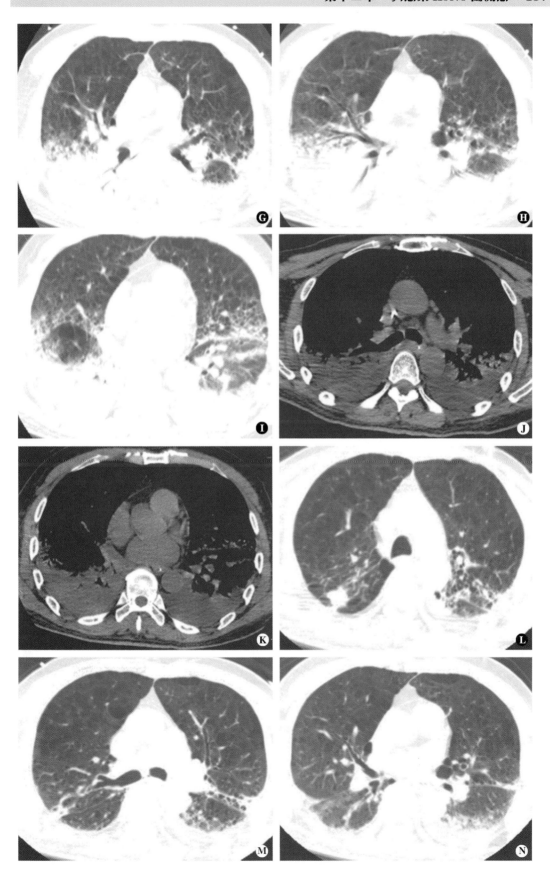

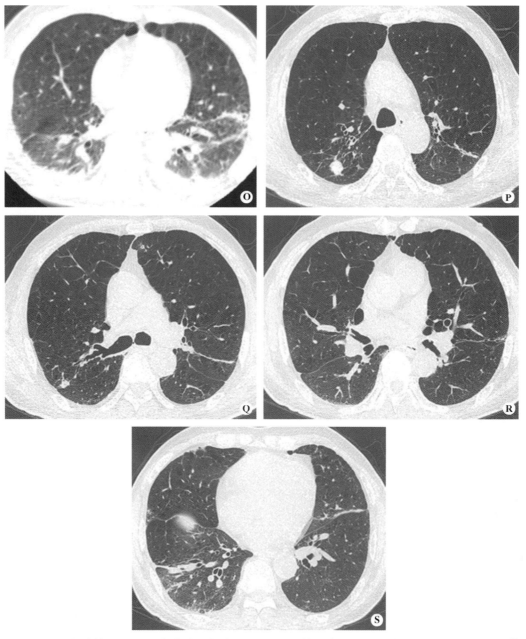

图 12-2-2　发病第 6 天，X 线胸片正侧位示两下肺野散在多发斑片状模糊影，以左下肺为著，左下肺后基底段部分实变。右上肺实变结节（CT 证实为结核瘤）（A、B）；发病第 8 天复查胸片，两肺中下肺野多发斑片状模糊影及实变影，以两下肺为著，病灶较前明显增多（C）；发病第 10 天复查，胸片示两肺中下肺野多发斑片状模糊影及实变影，左上肺野出现斑片状模糊影（D）；发病第 14 天，胸部 CT 示两肺多发模糊影及实变影，肺前部以磨玻璃样阴影为主，背部以实变影为主，内见空气支气管征，病灶主要分布于两下肺背侧；见右上肺后段结核瘤并钙化。两侧胸腔少量积液，左侧稍多，两下肺后基底段受压部分不张（E～K）；发病第 23 天胸部 CT 示两肺多发病灶较前明显减少，两侧胸腔积液较前减少，两肺背侧部分压迫性肺不张较前好转（L～O）；发病 50 天胸部 CT 示大部分病灶吸收，两肺散在索条状影（P～S）

【讨论】

本例显示人感染 H5N6 禽流感，发病时肺部出现渗出性病变，表现为斑片状模糊影及实变影，多发散在，病灶主要分布于中下肺野，可累及双肺；病灶进展迅速，短时间内融合、扩大，实变范围增大，累及两肺多个肺叶、肺段。以上征象与文献报道的禽流感病毒性肺炎特点基本相符。病变第 14 天 CT 出现少量胸腔积液，这个征象较少出现在 SARS 等禽流感病毒性肺炎中，此时临床上在深部痰培养中查出鲍曼不动杆菌，考虑合并细菌感染所致胸腔积液。其后临床同时加强了抗炎治疗，病灶逐步得到控制并好转。

本病在影像学上应与细菌性肺炎、支原体肺炎、传染性非典型肺炎（SARS）等疾病鉴别。人感染 H5N6 禽流感患者，肺部斑片状模糊影分布于双侧肺，呈多发病灶改变，病变进展迅速。而细菌性肺炎表现为局限性节段性肺实变，多有外周血象白细胞增高；支原体肺炎有明显的季节性，多见于儿童，多为一侧肺发病，可累及双侧，影像学追踪随访，肺内阴影短时间内变化不明显；其他传染性病毒性肺炎的鉴别，主要依靠流行病学调查和病原学检查。

参 考 文 献

陆普选，曾政，郑斐群，等 . 2014. 人感染 H7N9 禽流感病毒性重症肺炎的影像学表现及动态变化特点 . 放射学实践杂志，29（7）：740 ~ 744

曾庆思，陈苓，钟南山，等 . 2003. SARS 的胸部 X 线与 CT 诊断 . 中华放射学杂志，37（7）：600 ~ 603

曾政，陆普选，周伯平，等 . 2014. 人感染 H7N9 禽流感病毒致重症肺炎的影像学表现 . 结核病与肺部健康杂志，3（1）：25 ~ 28

周伯平，黎毅敏，陆普选 . 2007. 人禽流感 . 北京：科学出版社

Beuy Joob，Wiwanitkit Viroj. 2015. H5N6 influenza virus infection, the newest influenza. Asian Pacific Journal of Tropical Biomedicine，（6）:434 ~ 437

Yang ZF，Mok CK，Peiris JS，et al. 2015. Human infection with avian influenza A（H5N6）virus-China. N Engl J Med，373（5）:487 ~ 489

第十三章　人感染H10N8禽流感

第一节　概　　述

　　人感染H10N8禽流感是由H10N8亚型禽流感病毒引起的急性呼吸道感染性疾病。2013年12月6日，江西省南昌市报道了1例人感染H10N8禽流感重症肺炎死亡病例，该病例为全球首例。此后于2014年1月25日及2014年2月13日，江西南昌又先后报道了2例人感染H10N8禽流感确诊病例。3例人感染H10N8禽流感确诊病例中，死亡2例。

　　H10N8禽流感病毒属正黏病毒科，为负链分节段RNA病毒，与H5N1、H7N9禽流感病毒均属于禽流感病毒的一种。据文献报道，自1965年从意大利鹌鹑标本中分离到第1株禽流感H10N8病毒以来，全球共分离到11株病毒，已有毒株均为禽类（主要为野鸟）标本中分离所得。1995年，意大利科学家De Marco MA在鸡的血清中分离出H10N8禽流感病毒。中国曾报道分离到2株H10N8禽流感病毒，1株为2007年武汉病毒研究所在洞庭湖湿地水标本中分离所得，1株为2012年广东省动物研究所在活禽市场的在鸭子中分离所得。武汉病毒研究所为研究H10N8禽流感病毒对哺乳动物的致病性，曾用小鼠和鸡做过实验，结果显示在鸡的静脉血和鼻内均未检测到病毒，认为H10N8禽流感病毒对鸡为低致病性，但该病毒在鼠肺中能有效地进行复制，且毒力迅速增强，足以致死，并能在小鼠多脏器、脑组织中检出病毒。

　　人被H10N8亚型AIV感染后，病情发展迅速恶化、死亡率高。目前仍不清楚H10N8亚型AIV感染人的直接传染源，同时缺乏有效的防治措施。从分子水平来研究AIV跨越种属屏障感染哺乳动物和人的致病机制、分析病毒基因的哪些突变或基因重排可使AIV更易感染人的呼吸道并在其中有效繁殖的必要条件。H10N8亚型AIV是否能发生有限地人传人或经过基因突变、重配而形成引发流感大流行的病毒株，人感染H10N8亚型禽流感的临床诊断和治疗等问题，仍有待进一步观察研究。

第二节　典 型 病 例

【病史摘要】

女性，73 岁。2013 年 11 月 27 日因受凉后出现咳嗽、咳痰，活动后胸闷、气短，无发热，无胃痛、腹泻，无尿频、尿急。2013 年 11 月 29 日晚出现发热症状，伴畏寒。2013 年 11 月 30 日住院。患者既往有高血压、冠心病史。2012 年 12 月曾患重症肌无力、胸腺瘤，行胸腺瘤切除术，术后服用溴吡斯的明 60mmg，每日 3 次，可以控制症状。查体：体温 39.1℃，呼吸 22 次 / 分，血压 130/70mmHg，意识清，呼吸稍急促，无发绀，双肺听诊呼吸音增粗，右肺多部位可闻及细湿啰音，无哮鸣音；心率 98 次 / 分，窦性心律；腹部无异常；四肢肌力正常。2013 年 12 月 6 日，患者因呼吸衰竭，休克死亡。

该患者发病前 2 周没有到过外地，未接触过发热和流感样患者，家中也无外人来访，家庭成员在患者发病前未出现流感样症状。患者于 2013 年 11 月 23 曾与钟点工到距家约 1000 米的农产品专销市场的活禽摊点购买 1 只乌鸡，买鸡时，由摊贩挑选，在同一档口褪毛处理，患者在该档口停留约 5 分钟，随后即离开市场。回家后由保姆在厨房负责分切后熬汤，加工过程中，患者未进入厨房（当时在家人员为保姆和患者），加工后刀及砧板及时进行了清理，家中刀具也生熟分开。患者胸腺手术后，从不吃鸡，也不喝汤。鸡汤当晚由患者儿子、儿媳和孙女食用。根据调查情况，共确认 17 名密切接触者，经医学观察均无发热、呼吸道症状等临床表现，医护人员密接采集咽拭子检测，甲型流感通用引物检测阴性。

实验室检查，2013 年 11 月 30 日血常规：WBC 10.34×10^9/L，N 0.764，L 0.070，PLT 124×10^9/L，CRP > 200mg/L。血气分析：pH 7.48，PO_2 57mmHg，PCO_2 32mmHg。2013 年 12 月 1 日，CK 10KU/L，肌红蛋白 62μg/L，LDH 187U/L。肾功能：肌酐 35.7μg/L。12 月 4 日肝功能：ALT 25U/L，AST 57U/L，ChE 1978U/L。电解质：K^+ 4.2mmol/L，Na^+ 120.2mmol/L，Cl^- 88.8mmol/L。

2013 年 12 月 5 日，经国家流感中心实验室检测，该患者为 H10N8 禽流感病毒核酸阳性，并被命名为：A/Jiangxi-Donghu/346/2013（JD-H10N8），简称 JX346。同时经测序和比对发现，该病毒为禽源流感病毒，但是其内部基因来自禽流感 H9N2 病毒。痰液、血液样本培养及病毒核酸检测均未发现患者被细菌、真菌或其他亚型的 AIV 所感染。

【影像表现】

见图 13-2-1。

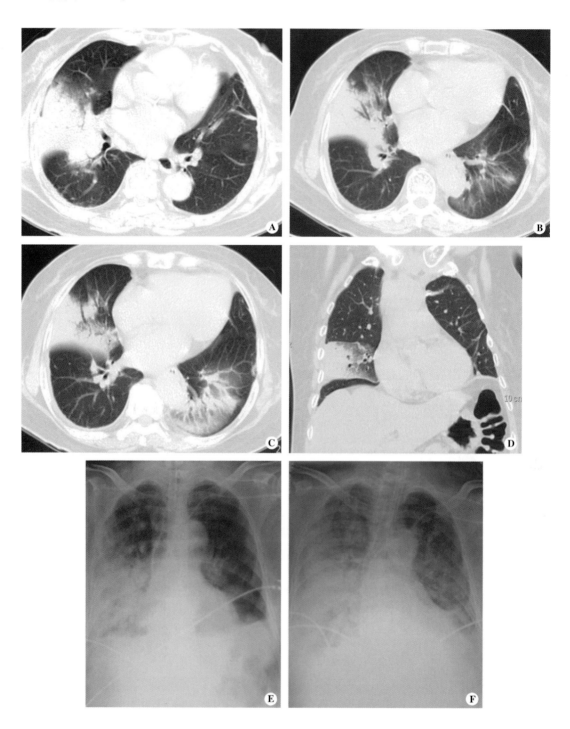

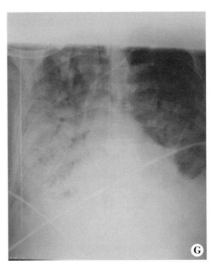

图 13-2-1　发病第 4 天，胸部 CT 示右肺中下叶大片实变影及左肺下叶斑片状实变影及磨玻璃样阴影（A～D）；发病第 6 天床旁胸片示两肺野大片实变影及磨玻璃样阴影有明显进展，两肺门影增大模糊（E）；发病第 7 天床旁胸片示两肺病灶继续增多（F）；发病第 8 天床旁胸片示两肺为"白肺"（G）

【诊断】

人感染 H10N8 禽流感肺炎。

【讨论】

研究推测 H10N8 亚型的病毒可能是先感染野鸟产生 H10N8 亚型 AIV，然后 H10N8 亚型 AIV 再感染家禽，并与家禽体内的 H9N2 亚型 AIV 的内部基因发生基因重配，产生了含有 H9N2 亚型 AIV 内部基因的 H10N8 亚型 AIV 新毒株。JX346（H10N8）毒株的 6 个内部基因来自 H9N2 AIV 病毒生物学特征与 H5N1 亚型 AIV 及 H7N9 亚型 AIV 相似。此外，H10N8 与 H7N9 亚型 AIV 的一个共同特点是它们在野鸟和家禽中致病性很弱，但感染人后致病性增强，说明在禽类致病性低的 AIV 跨越种属屏障后，致病性可发生较大改变。目前已知的能感染人并致死的 AIV 有 H5N1、H7N9、H6N5 及 H10N8 亚型 AIV。值得注意的是，H5N1、H7N9 及 H10N8 亚型 AIV 的 6 个内部基因均来自 H9N2 亚型病毒，结果表明来自 H9N2 亚型 AIV 的内部基因可能有助于提高 AIV 感染人的能力，并与病毒毒力的改变密切相关。JX346（H10N8）的 HA 蛋白的受体结合部位含有的 226～228 位氨基酸残基为谷氨酰胺 - 丝氨酸 - 甘氨酸（QSG），表明 JX346（H10N8）具有 AIV 的特性，更易与 α2,3- 半乳糖苷键连接的唾液酸（α2,3Gal-SA）受体结合，而普通人流感病毒则更易与 α2,6- 半乳糖苷键连接的唾液酸（α2,6Gal-SA）受体结合，JX346 H10N8 病毒可能具有结合这两种唾液酸受体的能力。α2,6Gal-SA 主要分布在人上呼吸道上皮细胞表面，而 α2,3Gal-SA 则分布在人的下呼吸道，这或许可部分解释为什么本例 H10N8 亚型 AIV 患者主要感染的是下呼吸道，引发重症肺炎。

本例人感染 H10N8 禽流感患者为全球首例报告，发病潜伏期为 4 天左右，这与 H5N1 及 H7N9 亚型 AIV 感染人的潜伏期相近。感染了 H10N8 亚型 AIV 后早期出现的临床症状可有发烧、咳嗽、胸闷等。血液检查可出现淋巴细胞减少、中性粒细胞和白细胞增多、C 反应蛋白及肌酸酐浓度上升、血液总 IgG 和补体 C3 水平下降等临床特点。虽然经抗病毒、抗菌及激素等治疗，但患者晚期病情迅速恶化，出现重症肺炎、败血性休克、急性肾衰及多个器官功能不全等症状，于入院后第 6 天死亡。本病例虽然存在活禽市场暴露史，但是在暴露环境监测标本中未检出 H10N8 流感病毒，与患者有密切接触的人员经两周观察并未出现流感样症状，而 H10N8 亚型 AIV 及针对 H10N8 亚型 AIV 抗体的检测均为阴性，说明目前 H10N8 亚型 AIV 还不具备人传人的能力。痰液、血液样本培养及病毒核酸检测均未发现患者被细菌、真菌或其他亚型的 AIV 感染。

从本例患者的胸部 CT 和胸片发现，患者发病第 4 天，胸部 CT 显示右中下肺及左下肺野见斑片状及大片状密度增高影，以实变影为主，右肺中叶实变影期间见明显支气管充气征。左下肺见片状磨玻璃样阴影。病灶以两中下肺叶为主，病灶形态密度以大片实变为著。发病第 6 天，床旁胸片显示两肺病灶明显进展，除两中下肺野实变影扩大外，右上肺及左中肺野见大片磨玻璃样阴影，双侧肺门影增大模糊。此时患者血压下降到 72/40mmHg，心率 160 次 / 分，血氧饱和度 72%，气管插管内可吸出粉红色泡沫痰，提示心衰和肺水肿可能，临床与影像改变比较相符。发病第 7 天及第 8 天胸片显示两肺病灶进一步加重，两肺为"白肺"。归纳其临床影像特点：发病部位为两中下肺野为主。病灶早期主要表现为两肺大片实变影。进展快，进展期主要表现为实变及磨玻璃样阴影。可见胸腔少量积液。影像鉴别诊断主要与其他亚型 A 流感病毒肺炎鉴别。在病灶发病部位及病灶形态和密度方面与 H7N9 人禽流感肺炎基本相似，主要依据流行病学史及病原学检测等进行鉴别。发病早期也应与细菌性肺炎鉴别，患者有发热、咳嗽，外周血白细胞总数及中性粒细胞偏高，CT 见肺叶段的实变影为主，比较符合细菌性肺炎。但患者肺部病灶比较广泛，进展相当快，除肺实变影外亦见有磨玻璃样阴影，应考虑人禽流感病毒肺炎。

参 考 文 献

傅伟杰，胡茂红，刘晓青，等 . 2014. 江西省 1 例 H10N8 禽流感重症肺炎病例回顾性分析 . 中国公共卫生，30（6）：818 ~ 819

万建国，张晋湘，陶文强，等 . 2014. 全球首例甲型 H10N8 禽流感病毒感染导致重症肺炎死亡病例分析，中华危重病急救医学，26（2）：120 ~ 122

Chen HY，Yuan H，Gao RB，et al. 2014. Clinical and epidemiological characteristics of a fatal case of avian influenza A H10N8 virus infection: a descriptive study. Lancet，383（9918）:714 ~ 721